HEYNE
BÜCHER

Alle Angaben in diesem Buch beruhen auf dem neuesten Stand von Wissenschaft und Forschung. Grundsätzlich sollten jedoch alle Befindlichkeitsstörungen mit einem Arzt besprochen werden, ehe eine Selbstbehandlung vorgenommen wird. Insbesondere muß geklärt werden, daß die Beschwerden nicht Symptome von Krankheiten sind, die dringender ärztlicher Hilfe bedürfen. Für den Erfolg bzw. die Richtigkeit der Anwendungen in jedem Einzelfall können Autoren und Verlag keinerlei Gewähr übernehmen.

Sven-Jörg Buslau / Corinna Hembd

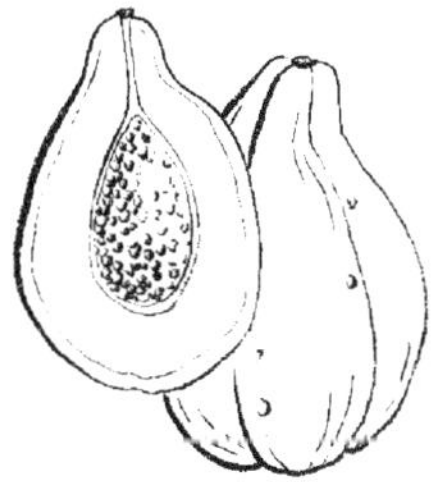

Papaya, Gesundheit vom Melonenbaum

Mit den Papaya-Enzymen Entzündungen, rheumatische Erkrankungen und Hautprobleme wirksam behandeln

Originalausgabe

WILHELM HEYNE VERLAG
MÜNCHEN

HEYNE RATGEBER
08/5275

Umwelthinweis:
Dieses Buch wurde auf chlor- und säurefreiem Papier gedruckt.

http://www.heyne.de
Printed in Germany 1999
Konzeption und Realisation: Livingston Media, Hamburg
Mitarbeit und Beratung: Heilpraktiker Axel Will, Hamburg
Lektorat: Susanne Backmund
Umschlaggestaltung: Atelier Bachmann & Seidel, Reischach
Umschlagabbildung: Pflanzenarchiv Lavendelfoto, Hamburg
Innenabbildungen:
Seite 1: Mauritius Bildagentur/Elsen, Mittenwald
Seite 2: Mauritius Bildagentur/Peebles, Mittenwald
Pflanzenarchiv Lavendelfoto, Hamburg
Seite 3: Pflanzenarchiv Lavendelfoto, Hamburg
Seite 4: Pflanzenarchiv Lavendelfoto, Hamburg (2 x)
Satz: Schaber Satz- und Datentechnik, Wels
Druck und Bindung: Ebner Ulm

ISBN 3-453-15449-5

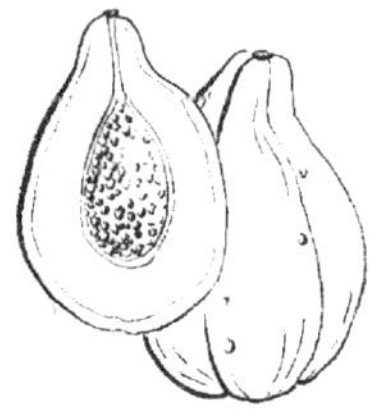

Inhalt

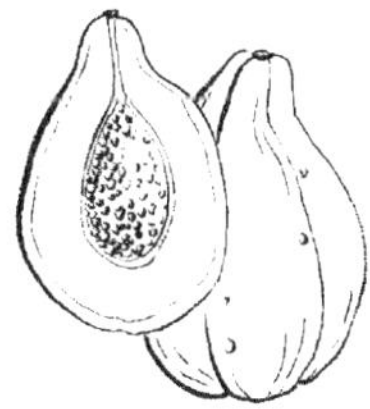

Vorwort

Papaya – weit mehr als ein Vitaminspender

Papaya, die tropische Frucht, hat als Saft oder auch frisch zubereitet mittlerweile viele Freunde gewonnen. Aber nicht nur der exotische Geschmack ist es, der diese Frucht so interessant macht. Sie ist außerdem nahrhaft und enthält eine große Menge Vitamine. Das sind B-Vitamine, die Vitamine A und E – und die Papaya enthält mehr Vitamin C als die wegen dieses Gesundmachers oft empfohlene Kiwi. Wer die reife Frucht des Melonenbaums *Carica papaya* ißt, tut also eine Menge für seine Gesundheit.

Doch der Milchsaft der unreifen Früchte ist noch weitaus interessanter. Denn darin stecken eiweißspaltende Enzyme, die dem Körper auf vielfache Weise helfen können. Papain heißt der Stoff, mit dem viele schwere Erkrankungen behandelt werden und der sogar in der Krebstherapie erfolgreich eingesetzt wird. Wer den Saft oder die Frucht ißt, macht bereits einen ersten wichtigen Schritt in Richtung Gesundheit. Man kann aber noch weitergehen: Papaya kann Ihr Leben verändern. Dazu aber müssen wir Ihnen erst einmal eine Menge über Enzyme erzählen und darüber, was sie für unseren Körper bedeuten und wie man sie medizinisch nutzen kann. Auch in der Küche ist die Papaya vielfältig einzusetzen. Die Papaya hilft Ihnen

sogar, schön zu bleiben. Eine Vielzahl von Rezepten finden Sie in diesem Buch.
Wer seine Figur verbessern möchte oder richtig entschlacken will, kann die verdauungsfördernde und entwässernde Wirkung der Papaya in einer Diät oder an Fastentagen anwenden. Auch dazu haben wir Ihnen wertvolle Tips zusammengestellt.
Wer jetzt aber meint, Papaya sei viel zu teuer und nicht überall zu bekommen, kann gleich in unserem ersten Kapitel erfahren, wie die tropische Frucht sogar im heimischen Wohnzimmer anzupflanzen ist. Meistens tragen die Melonenbäume auch da Früchte. Und wenn nicht, dann brühen Sie sich aus den Blättern einen Tee, in dem ebenfalls viele der guten Papaya-Inhaltsstoffe ihre Wirkung entfalten.
Wir wünschen Ihnen Spaß und Heilung mit einer Frucht, die ausgezeichnet schmeckt und so gesund wie kaum eine andere ist.

Sven-Jörg Buslau und
Corinna Hembd

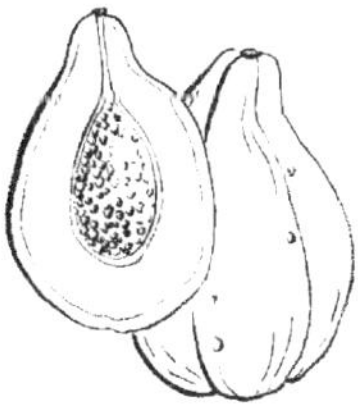

Papaya im Wohnzimmer – Anbau und Aufzucht

Es ist kaum zu glauben, aber tatsächlich wahr: Sie können die Papaya selber züchten – auch ohne tropisches Klima. Einzige Bedingung: Es darf bei Ihnen zu Hause nicht kalt sein. Die Papaya hat es nämlich gern warm, schließlich liegt ihr Ursprung in den feuchten Niederungs- und Küstenwäldern Mittelamerikas und Brasiliens, bis sie von Portugiesen und Spaniern über die Tropen und Subtropen verteilt wurde. In einigen subtropischen Regionen wie zum Beispiel Nordmexiko, Südchile und besonders in Paraguay wächst der Melonenbaum sogar wild.

Botanisch gesehen handelt es sich bei der Papayapflanze um eine Staude. Der drei bis sieben Meter hohe Stamm endet mit großen handförmig geteilten Blättern, die am Stamm auffällige Narben hinterlassen, wenn sie abfallen. Insgesamt kann der Melonenbaum in relativ kurzer Zeit bis zu zehn Meter hoch werden. Deshalb wird die Papayapflanze auch als »gärtnerisches Wunder« bezeichnet. Sie wächst sehr schnell und trägt bereits nach einem knappen Jahr Früchte. Diese hängen direkt am Stamm, werden bis zu fünf Kilo schwer und sind oval- bis birnenförmig.

Das Fruchtfleisch der Papaya ist gelb-orange, weich, süß-saftig und trotz seiner butterartigen Konsistenz fettfrei. Außerdem besitzt es keine Fruchtsäure und schmeckt deshalb etwas fade. Der Geschmack läßt sich aber durch ein paar Spritzer Zitronen- oder Limettensaft verstärken und verfeinern.

In der Frucht stecken Hunderte Samenkerne. Reife Samen sind so groß wie Pfefferkörner und tiefschwarz. Sie riechen nach Kresse und schmecken leicht scharf. Das liegt an dem Senföl, das in ihnen enthalten ist. Die Schale der Papayafrucht ist fest. Bei der unreifen Frucht hat sie eine grüne Farbe, bei der reifen färbt sie sich gelb. Papaya ist eine relativ leicht zu ziehende Pflanze. Bei der Aufzucht zu Hause kann man allerdings nur mit kleinen Früchten rechnen. Aber auch die haben einen medizinischen Wert. Wer ein Kleingewächshaus besitzt, hat es mit der eigenen Papaya-Aufzucht besonders leicht. Doch auch im Wohnzimmer läßt sich die Papaya züchten – mit reichlich Sonnenlicht, Wärme und einigen pflanzenkundigen Tips wird die Tropenpflanze zum Zimmerbaum.

Papaya – ihre botanischen Merkmale und die richtige Aufzucht

Papaya	Ihr botanischer Name ist *Carica papaya*. Carica heißt auf lateinisch Feige, die Papaya ist also mit der Feige verwandt und nicht mit der Melone. Außerdem besteht eine Verwandtschaft zu den Passionsblumengewächsen (lateinisch: *Passifloraceae*). Trotzdem wird der Fruchtbaum Melonenbaum genannt. In den Tropen und Subtropen gehört die Papaya zusammen mit Bananen und Maniok zu den häufigsten Obstbäumen. Mittlerweile wird Papaya jedoch weltweit in frostfreien Gegenden kultiviert und kann sogar zu Hause angebaut werden.
Samen	Die Samen können Sie aus der frischen Frucht nehmen (die Papaya muß aber reif sein), sie sollten allerdings innerhalb von zwei Wochen verwendet werden. Waschen Sie die Kerne gut ab, bevor Sie sie aussäen. Wenn Sie die Samen über längere Zeit aufbewahren möchten, dann trocknen Sie

die schwarzen Kügelchen bei etwa 45 °C im Ofen und lagern Sie sie in luftdichten Behältern an einem kühlen Ort. Dann sind die Samen noch zwei bis drei Jahre keimfähig.

Aussaat

Nehmen Sie zum Anpflanzen kleine Behälter wie z. B. Joghurtbecher. Füllen Sie in die Behälter ein Substrat, das idealerweise aus lockerer, nährstoffarmer Erde (z. B. Torf) mit einem pH-Wert zwischen 4,3 bis 7 besteht. Legen Sie einen Kern in die Mitte und bedecken Sie diesen mit einer etwa halben Zentimeter hohen Substratschicht. Das Substrat muß leicht feucht sein. Wässern Sie Ihre Pflanzung durchdringend, aber vorsichtig. Das Substrat darf nie naß, sondern immer nur feucht sein.

Temperatur

Das Pflanzgefäß muß unbedingt warm stehen, die Temperatur sollte immer zwischen 25 °C und 30 °C liegen. Gute Plätze sind neben der Heizung (auf der Fensterbank ist es trotz Heizung oft kühl) und in einem beheizbaren Zimmergewächshaus. Das nimmt nicht viel Platz weg, Sie haben die Aufzucht »unter Dach und Fach«, und es kostet nicht mehr als 100 Mark. Kontrollieren Sie die Temperatur regelmäßig mit einem Thermometer.

Keimung

Bei einer konstanten Temperatur zwischen 25 °C und 30 °C dauert es nur etwa 14 Tage, bis der Samen keimt. Bei Temperaturschwankungen kann es bis zu sechs Wochen dauern. Sobald die Keimung zu sehen ist, brauchen die Pflanzen sehr viel Licht.

Wachstum

Ist die Pflanze fünf bis acht Zentimeter hoch, können Sie sie in größere Behälter pflanzen. In ihren endgültigen Topf werden die Pflanzen gesetzt, wenn sie 20 bis 30 Zentimeter hoch sind. Der Topf sollte etwa 60 Zentimeter hoch sein, dann haben die Wurzeln genug Platz. Die ersten zwei Monate benötigen die Pflanzen keinen Dünger, sie versorgen sich selbst aus dem Papayakern. Fangen Sie erst nach diesem Zeitraum mit etwas Flüssigdünger an, einmal die Woche in geringen Mengen. Wichtig: Die Papayapflanze darf keine »nassen Füße« bekommen, die Papayawurzeln verrotten sehr leicht.

Die Blüte

Die Papaya ist weitgehend zweihäusig, das heißt, männliche und weibliche Blüten befinden sich nicht auf derselben Pflanze. Die weiblichen Blüten sind größer als die männlichen, die Blumenkrone ist fünfblättrig.

Der Stamm

Die Papayastaude ist von Milchröhren durchzogen. Wird der Stamm verletzt, tritt weißer Milchsaft hervor. Die Papayapflanze kann Zimmerhöhe erreichen und ist als exotisches Gewächs ein echter Blickfang.

Die Blätter

Die Blätter wachsen am Stammende dicht wie ein Schopf. Sie sind groß und sehen von weitem aus wie Palmenblätter.

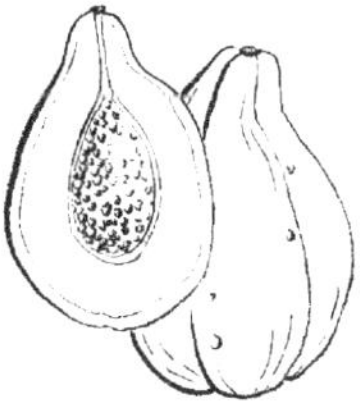

Enzyme – winzige Allround-Talente

Schon in der Antike kannte und schätzte man die Wirkung von Enzymen (damals wurden sie noch Fermente genannt). Sie wurden zur Herstellung von Wein genutzt. Doch welcher Natur das Ferment war, das die wundersame Umwandlung des Traubensafts ermöglichte, wußte damals niemand. Unumstritten war lediglich, daß das Geheimnis der Fermentation im trüben Gärungsansatz, also in der Hefe verborgen lag.
Über Jahrhunderte hinweg störte diese Unkenntnis niemanden – bis im Jahre 1856 ein französischer Weinbauer eine Pechsträhne hatte: Obwohl er – wie immer – ordentlich alle Gärungs-Zutaten ansetzte, entstand aus dem Traubensaft nicht der begehrte goldgelbe, aromatische Wein, sondern eine trübe Flüssigkeit, die obendrein noch nach saurer Milch roch. Wie konnte das passieren, was war schiefgegangen?
Der Zufall wollte es, daß der Sohn des Weinbauern in Paris studierte und daß der Lehrer dieses Sohnes ein sehr wißbegieriger und talentierter junger Mann war: Louis Pasteur. Dieser bot seine Hilfe bei der Suche nach dem Übeltäter im Weinkeller an.

Er inspizierte mit Hilfe eines alten Mikroskopes den Gärungsansatz (also das Ferment) einer gelungenen Wein-Gärung und auch den Gärungsansatz des glücklosen Weinbauern – und stellte erstaunt fest: In beiden Ansätzen befanden sich lebendige, putzmuntere Zellen. Die Zellen aus dem Wein-Ansatz waren rund, glatt, groß – es waren Hefezellen. Die Zellen aus dem Sauermilch-Ansatz waren dagegen klein und stäbchenförmig. Heute wissen wir: Es waren Bakterien des Stammes Lactobacillus, der Milch vergärt.

Pasteur veröffentlichte stolz seine Entdeckung: Es gab nicht nur ein einziges Ferment, sondern zwei: eines, das aus Traubensaft Wein macht, und ein anderes, das den gleichen Saft in eine saure, milchige Flüssigkeit umwandelt. Beide Fermente waren an die Anwesenheit von lebenden Zellen gebunden. Für Pasteur eine klare Sache: Fermente kommen nur in lebenden Zellen vor; sie sind Ausdruck ihrer, wie er sagte, Lebenskraft.

Doch Pasteur war seinerzeit nicht der einzige Wissenschaftler, der ein neues Ferment entdeckte. Fast gleichzeitig meldeten zwei seiner Landsleute – die Biochemiker Anselm Payen und Jean-François Persoz –, daß sie im Getreide ein Ferment entdeckt hatten, das Stärke spalten kann. Sie nannten es Diastase (die heutige Amylase). Und der deutsche Arzt Theodor Schwann teilte die Entdeckung eines Verdauungsferments mit, das er Pepsin benannte.

Wissenschaftlicher Streit statt gemeinsamer Forschung

Was kaum einer erwartet hätte: Die Forscher – allesamt anerkannte und hochangesehene Wissenschaftler – gerieten sich prompt und massiv in die Haare: Pasteur beharrte auf seiner Behauptung, Fermente könnten ohne lebende Zellen nicht existieren. Dagegen hielten Schwann und die französischen Biochemiker ihre Fermente Diastase und Pepsin, die sehr wohl ohne jede lebende Zelle arbeiten konnten.

Der wissenschaftliche Streit eskalierte; zum Schluß schreckten die Beteiligten nicht einmal vor persönlichen Anschuldigungen und Beleidigungen zurück. Schließlich machte ein deutscher Wissenschaftler namens Kühne einen versöhnlichen Vorschlag: »Laßt uns einfach jene Fermente, die ohne lebende Zellen arbeiten, neu benennen!« Er schlug den Namen Enzyme vor. Daraufhin kehrte für ein Vierteljahrhundert Ruhe ein, und die Biochemiker glaubten, es gäbe zwei unterschiedliche Klassen von Biokatalysatoren: Fermente und Enzyme.

Ein »unbegabter« Nobelpreisträger macht eine Entdeckung

1897 kam Eduard Buchner – ein nach den Worten seines Lehrers unbegabter Chemiker – nach München, um die Ferien bei seinem Bruder, einem Mikrobiologen, zu verbringen. Dieser probierte in seinem Labor gerade eine Methode aus, wie man den Saft aus zerquetschter Hefe haltbar machen könnte. Dabei ging er genauso vor, als ob er Marmelade einmachen wollte: Er versuchte, den Saft mit Zucker zu konservieren. Eduard sah sich im Labor seines Bruders um, und seine Augen blieben an den Glaskolben hängen. Denn da stiegen kleine Bläschen auf – eine untrügliche Begleiterscheinung der alkoholischen Gärung. Eduard Buchner entsann sich des wissenschaftlichen Streits: Hatte Pasteur nicht behauptet, die alkoholische Gärung wäre ohne lebende Zellen nicht möglich? Er untersuchte die Glaskolben im Labor seines Bruders. Tatsächlich: Er fand darin Alkohol, der dort durch Gärung entstanden war, ohne die Anwesenheit auch nur einer einzigen lebenden Hefezelle (heute wissen wir, daß es die Kokarboxylase ist, die bei der Gärung die Bläschen entstehen läßt).

Der Beweis, daß auch für die alkoholische Gärung keine lebenden Zellen erforderlich sind, war da – gefunden durch Zufall von einem Menschen, der ihn gar nicht gesucht hatte. Jetzt konnte keiner mehr daran zweifeln, daß Fermente und Enzyme ein und dasselbe sind. Eduard Buchner erhielt für seine Entdeckung 1907 den Nobelpreis.

Louis Pasteur allerdings hat von seiner wissenschaftlichen Niederlage nichts erfahren: Er starb 1895 – zwei Jahre vor Buchners Entdeckung – im Alter von 73 Jahren.

Doch so ganz falsch lag Louis Pasteur mit seiner Aussage von der »Lebenskraft« gar nicht: Zwar können Enzyme problemlos ohne lebende Zellen ihre biokatalytische Tätigkeit ausüben. Doch die Enzyme selbst hat bisher noch kein Chemiker und kein Gentechnologe aus leblosen Zutaten hergestellt – sie sind (und bleiben voraussichtlich) Produkte lebender Zellen.

In den hundert Jahren, die seit dieser Geschichte vergangen sind, haben Biochemiker etwa viertausend verschiedene Enzyme entdeckt – und die Gewißheit gewonnen, daß es insgesamt wohl gut 40.000 verschiedene Enzyme geben muß.

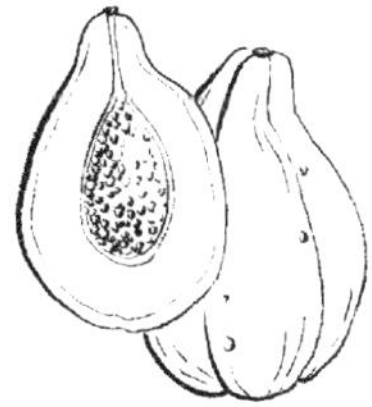

Enzymtherapie – was ist das?

Ein lebender Organismus wächst, nimmt Nahrung auf und scheidet Abfälle aus, vermehrt und bewegt sich und tut noch vieles mehr. So unterschiedlich, wie seine verschiedenen Funktionen sind, so unterschiedlich sind auch die Enzyme, die diese Funktionen ermöglichen. Jede lebende Zelle besitzt ihr eigenes, für sie charakteristisches Enzymsortiment, nur so kann sie ihre Funktionen im Organismus erfüllen. Doch was genau tun die Enzyme?

Wer von uns hat nicht schon einmal als Kind an einer Schleuse gestanden und mit großen Augen zugeschaut, wie die Schiffe von unten nach oben gehoben werden? Ganz einfach überwinden sie den Höhenunterschied des Wasserspiegels. Was täten sie bloß ohne Schleuse? Und genau dieses Beispiel veranschaulicht die Funktion der Enzyme.

Sie schaffen es, daß Vorgänge des Zellstoffwechsels, die von allein kaum möglich wären, schnell ablaufen. Die Enzyme beteiligen sich an den Reaktionen, die sie steuern (in der Fachsprache heißt es: katalysieren), doch wenn die Reaktion abgeschlossen ist, ist das Enzymmolekül unverändert wieder da und kann sogleich von neuem mit seiner Arbeit beginnen.

So muß man sich Enzyme vorstellen

Enzyme sind Eiweißmoleküle, so winzig, daß sie weder mit bloßem Auge noch mit dem optischen Mikroskop beobachtet werden können. Doch gemessen an den räumlichen Verhältnissen einer Zelle sind sie recht groß; im Vergleich zu vielen anderen lebenswichtigen Molekülen zählen sie sogar zu den Riesenmolekülen. Wozu sie ihre langen, kompliziert verschlungenen Eiweißketten benötigen, ist für Enzymforscher auch heute noch ein Rätsel, denn die eigentliche Arbeit der Enzyme wird nur von einem kleinen Teil ihres großen Körpers durchgeführt – dem sogenannten aktiven Zentrum.

Durch die Mitwirkung von Enzymen können in lebenden Organismen Stoffwechselprozesse ablaufen, die sonst nicht möglich wären oder zu lange dauern würden.

Wissenschaftler haben festgestellt, daß eine von einem Enzym katalysierte Reaktion durchschnittlich eine Million mal schneller abläuft als ohne das Enzym. So zum Beispiel würde es ohne die Verdauungsenzyme – und dazu gehört auch das Papain der Papaya – rund tausend Jahre dauern, bis sich ein Happen Fleisch, den wir geschluckt haben, soweit zerlegt hat, daß er die Darmwand passieren und in die einzelnen Zellen gelangen kann. Und mit der Herstellung von Wein wäre es auch nichts: Es würde gut 60.000 Jahre dauern, bis Obstsaft zu Alkohol vergärt. Sind die Enzyme anwesend, die die Gärung katalysieren, dauert der ganze Prozeß nur ein paar Tage.

Teamarbeit ist für den Erfolg entscheidend

Viele Enzyme arbeiten eng mit einem anderen Molekül zusammen – etwa mit einem Vitamin oder mit einem Metall-Ion. Dieses zusätzliche Molekül befindet sich meistens im aktiven Zentrum und wird als Koenzym bezeichnet (mehr darüber im Kapitel

»Ernährung und Enzyme – ohne Vitamine läuft nichts«). Ohne das Koenzym ist der restliche Enzymkörper (das sogenannte Apoenzym) lahmgelegt und kann nicht arbeiten. Verständlich, daß Vitamine und Mineralien für den Organismus so wichtig sind: Bei Vitamin- oder Mineralienmangel wird die Aktivität vieler Enzyme gedrosselt und die von ihnen abhängigen Körperfunktionen blockiert. Die Anleitungen zum Aufbau aller notwendigen Enzyme liegen in jeder einzelnen Zelle unseres Körpers verborgen – mitten im Zellkern, in Form der Säure mit dem unaussprechlichen Namen: Desoxyribonukleinsäure (DNS).

Konstruktionspläne für und im Menschen

Der gesamte Mensch – nicht nur die Farbe der Augen, des Haars und der Haut, die Körpergröße und die geistigen Fähigkeiten, sondern jede kleinste Eigenschaft – wird nach einem äußerst detaillierten und exakten Plan aufgebaut. Dieser Bauplan ist chiffriert; in der Fachsprache wird die Chiffre als genetischer Code bezeichnet. Erst zu Beginn der 50er Jahre gelang es, die ersten Teile des genetischen Codes zu entschlüsseln. Seither sind Molekularbiologen der ganzen Welt damit beschäftigt, Stück für Stück die Geheimnisse, die in diesen Bauplänen versiegelt sind, aufzudecken.

Der genetische Code ist selbstverständlich weder auf Papier noch auf einer Computer-Diskette gespeichert. Trotzdem ist er nichts Abstraktes: Im Zellkern sind verschiedene Moleküle (Phosphat, Zucker und sogenannte Basen) in einer ganz bestimmten Anordnung miteinander verkettet; sie bilden ein sehr langes Molekül – die DNS. Die Reihenfolge dieser Moleküle ist bei jedem Menschen einmalig, unverwechselbar wie ein Fingerabdruck, und sie beinhaltet die eigentliche genetische Information – ähnlich, wie etwa im Morse-Alphabet die unterschiedliche Folge von kurzen und langen Zeichen für bestimmte Buchstaben steht.

Einzelne Abschnitte der langen DNS-Kette sind für die Steuerung unterschiedlicher Prozesse in der Zelle zuständig. Diese funktionellen Abschnitte werden Gene genannt. Die DNS einer menschlichen Zelle besitzt mehr als 50 000 Gene. Die Gene sind es, die die einzelnen Eigenschaften des Organismus bestimmen. Gene können aus- und eingeschaltet sein. Ist ein Gen eingeschaltet (man kann auch sagen: Ist ein Gen aktiv), heißt das etwa soviel, wie wenn ein Schalter in der Behörde geöffnet ist, in der die zentralen Baupläne aufbewahrt werden: Jedes Gen gibt dann die genetische Information, die seinem Bereich untersteht, aus dem Zellkern weiter, hinaus in die Zelle. Selbstverständlich gehen die Zellen genauso umsichtig vor wie Beamte einer Behörde: Sie geben niemals das einzige Original außer Haus, sondern lassen Kopien des Originalplans anfertigen – eine Art Negativform der DNS (sie wird dann auch nicht DNS, sondern RNS – Ribonukleinsäure – bezeichnet), nach denen dann draußen in der Zelle gebaut werden kann.

So arbeiten Enzyme

Jede Zelle besitzt ihr charakteristisches Enzymsortiment: Eine Leberzelle besitzt andere Enzyme als zum Beispiel eine Nervenzelle. Doch wer entscheidet, welche Enzyme in welcher Zelle vorhanden sein sollen? Wie kommen die Enzyme in die Zelle? Und wie sieht die Arbeit der Enzyme aus? Viele Fragen, die wir beantworten wollen, um die Wirkung der enzymreichen Papaya besser zu verstehen.

Der Geburtsort der Enzyme

In jeder Zelle befinden sich quasi Fabriken zum Aufbau verschiedenster Eiweißmoleküle – je nachdem, welche Vorlagen aus dem Zentrum, dem Zellkern, geliefert werden. Diese eiweißproduzierenden Fabriken werden Ribosome genannt. In den Ribosomen

werden nach den Anleitungen in der Kopie des Bauplans die erforderlichen Eiweißmoleküle gebaut. Eigens zu dieser Aufgabe geschaffene Aufseher kontrollieren das Endprodukt und korrigieren eventuell entstandene Fehler. Die fertigen Produkte – Eiweißmoleküle, auch Proteine genannt – verlassen dann in einwandfreiem Zustand das Ribosom und können sich auf den Weg an ihren Bestimmungsort begeben.
Ein großer Teil der Proteine, die im Ribosom entstehen, sind Enzyme. Sie werden in das Geschehen innerhalb der Zelle entlassen, um dort ihren ganz bestimmten Aufgaben nachzugehen. Ein Teil der Enzyme bleibt gleich im Ribosom, um als Aufseher die weitere Eiweißproduktion zu überwachen. Andere Enzyme eilen, je nach ihrer Beschaffenheit, aus der Zelle hinaus und begeben sich zu entfernteren Bestimmungsorten.

Jede Zelle ist eine kleine Stadt

Ohne die Phantasie allzusehr anstrengen zu müssen, kann man sich eine lebende Zelle leicht wie eine Stadt vorstellen. Ähnlich, wie für das Überleben der Stadt der regelmäßige Nachschub von Nahrungsmitteln und Energie notwendig ist, ist dies auch für eine Zelle wichtig, wenn sie am Leben bleiben und sich eventuell auch vermehren soll. In der Stadt sorgen die Bewohner und die Verwaltung dafür, daß alles klappt. In der Zelle sind es die Enzyme, die alles erledigen, was für das Gedeihen der Zelle notwendig ist.

Die Mitarbeiter im Außendienst

Einige Enzyme werden hinaus in die Welt außerhalb der Zelle geschickt, um von außen für die Versorgung mit Nahrung und Energie zu sorgen. Zu ihnen zählen die Verdauungsenzyme, die sich an die großen Happen von Nahrungsmitteln heranmachen und aus ihnen bedarfsgerechte Portionen schneiden.

Typische Vertreter der Enzyme im Außendienst sind zum Beispiel die Verdauungsenzyme, wozu auch Papain, das Enzym der Papaya gehört. Sie sorgen im Mund, im Magen und im Darm dafür, daß die Nahrung gespalten wird, damit sie vom Körper aufgenommen werden kann.

Andere Enzyme sichern den Transport der nun schon handlicheren Lebensmittel zur Zelle. Nicht nur die Nahrung, auch Sauerstoff zum Atmen muß herangeschafft werden. Auch hierfür ist ein spezieller Trupp von Enzymen unterwegs, um direkt in der Lunge die Sauerstoffatome aus der eingeatmeten Luft abzufangen und an die Abnehmer zu liefern.

Die Zollbeamten und die Transporteure

Doch die Anlieferung von Material ist nicht so einfach: Jede Zelle ist von einer Zellmembran umgeben – ähnlich wie eine Stadt früher von der Stadtmauer. Zwar befinden sich darin Lücken – doch beileibe nicht alle Moleküle können diese Öffnungen ohne weiteres passieren. Oft muß ein spezielles Transportunternehmen angeheuert werden, das das Material in das Zellinnere transportiert (sogenannte Carrier). Den Job übernehmen Enzyme. Die Zollbeamten an den Durchgängen sind – wie könnte es denn anders sein – ebenfalls Enzyme. Sie sind dafür verantwortlich, was in die Zelle hereingelassen wird: So werden Eiweißmoleküle je nach ihrer Art und Beschaffenheit einmal akzeptiert, ein anderes Mal abgelehnt oder nur mit einem speziellen Begleiter durchgelassen; auch Zucker-, Fett- und andere Nahrungsmittel, Vitamine und Mineralien müssen bestimmten Kriterien entsprechen, wenn sie in das Zellinnere gelangen wollen.

Die Mitarbeiter in der Verwaltung

Im Zellinneren geht es dann an die Verteilung der Rohstoffe: Der Zucker wird von eigens ausgebildeten Facharbeitern (selbstverständlich wieder Enzymen) so lange gespalten, bis eine leicht transportierbare und gut verdauliche Form – die Glukose – entsteht. Diese wird dann in verschiedene Bereiche weiter verteilt.

In den Elektrizitätswerken der Zelle, den sogenannten Mitochondrien, wird Glukose mit Hilfe von Sauerstoff und den eigens darauf spezialisierten Enzymen in Energie umgewandelt. Ist ein Überschuß an Energie vorhanden, wandeln andere Enzyme die Energie in eine speicherfähige Form um. Wieder andere Enzyme betätigen sich als Lagerarbeiter und speichern die konservierte Energie so lange, bis sie wieder gebraucht wird.

So geht es in atemberaubendem Tempo und bewundernswerter Ordnung weiter: Alle – oder doch zumindest die allermeisten – Prozesse passieren zur gleichen Zeit. Trotzdem kommt es zu keinem Chaos, kein Enzym nimmt einem anderen die Arbeit weg oder pfuscht ihm in sein Gewerbe. Wie wird die Disziplin in all diesen komplizierten Abläufen des Stoffwechsels sichergestellt?

Enzyme halten sich aus den Jobs der anderen heraus

Die Enzyme tun nur deshalb das, was sie tun sollen, weil sie nichts anderes tun können. Vor hundert Jahren entdeckte der deutsche Wissenschaftler Emil Fischer das Prinzip dieser Nichteinmischung: Enzyme passen wie ein Schlüssel zu einem Schloß immer nur zu einer ganz bestimmten Substanz (Substrat), und nur diese Substanz können sie umwandeln. Wenn zum Beispiel ein Glukose-Molekül gespalten werden soll, kann dies nur von einem Enzym katalysiert werden, das sich mit der Glukose vorübergehend binden kann. Dazu ist nur ein glukosespaltendes

Enzym fähig, nicht aber ein Enzym, dessen Aufgabe zum Beispiel das Spalten von Fett ist.

So wie wir mit unserem Wohnungsschlüssel nicht in Nachbars Wohnung hineinkommen, paßt auch das zuckerspaltende Enzym nur zu Zucker und zu keinem anderen Substrat. Diese Eigenschaft der Enzyme wird im Fachjargon als Substratspezifität der Enzyme bezeichnet.

Wer aber bestimmt, wie schnell etwas getan werden muß? Legt so ein Enzym denn keine Pausen ein? Wird zum Beispiel Zucker abgebaut bis zum Geht-nicht-mehr? Was tut die Zelle mit einem Überangebot an Nahrung, Sauerstoff oder Energie? Spaltet, speichert, atmet sie bis zum Platzen? Selbstverständlich nicht. Wie in unserem Vergleichsmodell – der Stadt – geht es auch in der Zelle zu: Die einzelnen Aktivitäten werden auf verschiedene Weise geregelt und beeinflußt.

Enzymmangel: Es fehlen die Arbeiter

Mangelt es an Fachkräften, dann kann die entsprechende Arbeit gar nicht oder nicht in vollem Umfang erledigt werden. Auf die Zelle bezogen heißt das, daß eine ausreichende Menge von Enzymen vorhanden sein muß, damit die entsprechenden Reaktionen katalysiert werden können. Das ist in gesunden Zellen meistens der Fall. Doch unter bestimmten Voraussetzungen kann es einen Mangel an Enzymen geben. Wenn aufgrund eines angeborenen Fehlers keine (oder keine brauchbaren) Baupläne im Zellkern für bestimmte Enzyme vorhanden sind, fehlen diese Enzyme. Dies ist zum Beispiel dann der Fall, wenn wegen einer Mutation das entsprechende Gen fehlt oder beschädigt ist. Ohne einen einwandfreien Bauplan kann im Ribosom kein Enzym gebaut werden – oder es wird ein Enzym gebaut, das nicht in der Lage ist, die ihm zugedachte Tätigkeit durchzuführen.

Auch ein Fehler oder eine Ermüdung in der Fabrik für Enzyme – im Ribosom – kann einen Enzymmangel verursachen. Dann ist nicht nur ein einzelnes Enzym betroffen, der Zelle mangelt es generell an einem ausreichenden Angebot von verschiedenen Enzymen. Dies geschieht gar nicht so selten – im Gegenteil: Mit zunehmendem Alter läuft die Produktion in den Ribosomen immer langsamer. Älteren Menschen stehen deshalb meistens nicht mehr so viele Enzyme zur Verfügung wie jungen Menschen.

Die Aktivität jener Enzyme, die mit einem Koenzym zusammenarbeiten (zum Beispiel mit einem Vitamin oder einem Metall-Ion) hängt auch davon ab, ob dieses im Körper vorhanden ist. Fehlt es an dem Vitamin oder dem Metall, kann selbst die fleißigste Arbeit im Ribosom und selbst die beste RNS-Kopie den Enzymmangel nicht aufwiegen: Das alleingelassene Eiweißteil – das sogenannte Apoenzym – kann ohne sein Koenzym nicht aktiv werden, und die Zelle leidet an Enzymmangel.

Enzymmangel entsteht oft durch einen Mangel an Vitaminen – weil Vitamine bei vielen Enzymen die Rolle des Koenzyms übernehmen.

Materialmangel: Es gibt nichts zu tun

Doch nicht nur von der Menge des Enzyms hängt es ab, ob eine Reaktion in der Zelle schnell oder langsam abläuft. Die Menge des Substrats – jener Substanz, die das Enzym umwandeln soll – ist ebenfalls ein wichtiger Faktor, der das ganze Geschehen zum Erliegen bringen kann. Selbst eine große Menge gut ausgestatteter, fehlerfreier und arbeitsfreudiger Enzyme kann zum Beispiel keine Kartoffelstärke spalten, wenn der Körper über keine Kartoffelstärke verfügt. Diese Enzyme werden so lange ruhen müssen, bis von außen – durch Nahrung – das entsprechende Substrat wieder herangeführt wird.
Doch absoluter Enzym- oder Substratmangel ist selten der Grund

für das Abschalten einer Enzymreaktion – das sind Extremsituationen. Unter normalen Bedingungen stehen der Zelle viel feinere Mechanismen zur Verfügung, mit denen sie den Ablauf ihres Stoffwechsels steuern kann.

Arbeitseinteilung in Selbstverantwortung

Die allermeisten Enzyme reagieren empfindlich auf das Resultat ihrer Arbeit: Es ist, als würde sich zum Beispiel ein Holzhacker immer wieder nach der Menge Holz umsehen, die er bereits klein gemacht hat. Wenn der Haufen Kleinholz zu groß wird, schaltet er eine Pause ein. Wird das Kleinholz allmählich aufgebraucht, macht er sich wieder an die Arbeit, bevor der gesamte Vorrat aufgebraucht ist. Auf diese Weise wird die Aktivität vieler Enzyme geregelt. Daneben gibt es noch ein paar andere Umstände, die die Tätigkeit eines oder gleich mehrerer Enzyme beeinflussen können: So wie es Schlechtwetter-Kurzarbeit gibt, stellen auch die meisten Enzyme ihre Arbeit ein, wenn die Temperatur in der Zelle unter eine bestimmte Grenze sinkt: Diese Tatsache wird beim Einfrieren von Lebensmitteln ausgenutzt – die abbauenden Enzyme, aber auch jene, die die Gärung oder Fäulnis unterstützen, ruhen dann und die Nahrung bleibt frisch.

Bei Fieber arbeiten Enzyme auf Hochtouren, das ist für die Bekämpfung von Krankheitserregern wichtig. Bei Temperaturen über 50 Grad werden Enzyme allerdings endgültig zerstört. Für unsere Papaya heißt das: Sie sollte nicht gebraten, gebacken oder gekocht werden, das zerstört ihre Wirkung. In dem Kapitel »Papaya-Küche: Gesundes Essen« haben wir deshalb nur Rezepte zusammengestellt, in denen die Papaya roh oder leicht erwärmt zubereitet wird.

Die meisten Enzyme lieben die wohlig-warme Temperatur von etwa 37 Grad Celsius. Steigt die Temperatur höher an, fühlen sich viele Enzyme zur Beschleunigung ihrer Tätigkeit gezwungen: Sie arbeiten intensiv und der Stoffwechsel steigt sprunghaft an. Deshalb hat der Mensch bei Fieber Durst und einen erhöhten Sauerstoffbedarf, was sich durch schnelleres Atmen äußert. Ab einer bestimmten Höchsttemperatur wird es jedoch kritisch: Wie andere Eiweißmoleküle geht auch der Eiweiß-Anteil von Enzymen bei einer Temperatur von über etwa 45 Grad Celsius zugrunde; deshalb sind Temperaturen über diese Grenze hinaus nicht mit dem Leben vereinbar.

Enzyme werden in sechs Hauptklassen unterteilt

So viele unterschiedliche Enzyme verlangen nach einem übersichtlichen System – nach einer Klassifikation. Das haben Biochemiker längst gemacht und die Enzyme in sechs Hauptklassen eingeteilt, die sich in weitere Untergruppen gliedern.

1. Oxidoreduktasen – sie ermöglichen biologische Oxidationen und Reduktionen (zum Beispiel bei der Zellatmung).

2. Transferasen – sie übertragen bestimmte Substanzen von einem Molekül auf ein anderes (zum Beispiel beim Umbau von Aminosäuren und vieler anderer körpereigener Substanzen).

3. Hydrolasen – sie spalten größere Moleküle in kleinere; dazu brauchen sie ein Wassermolekül. In der Medizin werden fast ausschließlich Hydrolasen angewendet; insbesondere die Untergruppen der Proteasen (Eiweißspalter), Lipasen (Fettspalter) und Amylasen (Stärkespalter). Sie sind wichtige Verdauungs- und Regulierungsenzyme. Dazu gehört auch das Papain aus der Papaya.

4. Lyasen – sie spalten eine bestimmte Art von Verbindungen (zum Beispiel beim Aufbau von Fettsäuren).

5. Isomerasen – sind Enzyme, die ein Molekül umbauen, ohne etwas hinzuzufügen oder wegzunehmen (sie wandeln zum Beispiel Glukose in Fruktose um).

6. Ligasen – sie können bestimmte Molekül-Gruppen miteinander verbinden (wichtig beim Aufbau längerer Kettenmoleküle – zum Beispiel des genetischen Materials, der DNS und RNS).

Was Enzymmangel für unseren Körper bedeutet

Wie in jedem lebenden Organismus produzieren auch die Zellen des menschlichen Körpers eine große Zahl von Enzymen – Biochemiker schätzen, daß in unserem Körper täglich rund 40 000 verschiedene Enzyme entstehen (erst ein knappes Zehntel davon wurde bisher erforscht). Im täglichen Leben merken wir von der Aktivität dieser Enzyme kaum etwas. Doch wenn irgendein Enzym plötzlich nicht mehr richtig arbeitet, bekommen wir das gleich sehr deutlich zu spüren. Die Auswirkungen einer unzureichenden Enzymaktivität können sich recht unangenehm bemerkbar machen und manchmal sogar lebensbedrohlich werden. Es ist deshalb nicht uninteressant, zu wissen, wo überall in unserem Körper Enzyme mitmischen, wo sie entscheidend zu unserem Wohlbefinden beitragen und wie ihre Aktivität unsere Gesundheit beeinflußt.

Schon im Mund gibt es für Enzyme reichlich Arbeit

Das Wachstum ist eine Grundeigenschaft des lebenden Organismus; viele meinen zwar, es wachsen nur Kinder und Jugendliche, dem ist jedoch nicht ganz so: Die meisten Zellen unseres Körpers haben ihre Fähigkeit behalten, zu wachsen und sich zu teilen und zu vermehren, um dadurch eine ständige Erneuerung der Organe zu sichern. Und was wächst, braucht Nahrung, das ist eine Binsenweisheit. Nun scheint das Heranschaffen von Nährstoffen ganz einfach zu sein: Verspürt der Mensch Hunger, geht er zum Beispiel an den Kühlschrank, holt sich ein Stück Käse oder Wurst heraus und macht sich ein Brot. Mit jedem Bissen, den er schluckt, spürt er, wie der Hunger nachläßt und der knurrende Magen sich zufrieden gibt und allmählich seiner Arbeit – der Verdauung – nachgeht. So weit, so gut. Was passiert dann aber mit der Nahrung, sobald sie vom Teller in unserem Mund verschwindet? Wie kommt der Käse zu den einzelnen Organen und zu den Körperzellen?

Es klingt paradox, aber unser Körper kann mit der aufgenommenen Nahrung, so wie sie ist, eigentlich nichts anfangen. Damit er die Nährstoffe und die Energie, die darin enthalten ist, nutzen kann, muß die Nahrung zuerst in ihre Grundbausteine zerlegt werden. Und das können nur Enzyme bewerkstelligen.

Das Spalten und Zerlegen der Nahrung besorgen Verdauungsenzyme, die auf diesem Gebiet wahre Künstler sind. Sie sind typische Vertreter des Außendienstes: Sie werden in den Zellen der einzelnen Organe des Verdauungstrakts produziert und nach außen in den jeweiligen Abschnitt – in den Mund, den Magen und den Darm – abgegeben.

Die ersten Enzyme stehen schon parat, sobald im Mund der erste Happen ankommt. Doch ehe sie mit ihrer Aktivität loslegen können, muß die Nahrung mechanisch zerkleinert werden. Durch die Kaubewegungen wird die Nahrung zermalmt und zerrieben, um sie für die Enzyme vorzubereiten. Doch die besten Zähne helfen nicht viel, wenn der Mund wie ausgetrocknet ist, wenn einem aus irgendeinem Grund wörtlich die Spucke wegbleibt.

Der Speichel hat nämlich nicht nur die Aufgabe, den Nahrungsbrocken schön feucht und schlüpfrig zu machen, damit er sich leicht schlucken läßt. Wäre dem so, dann könnte man den Speichel leicht durch ein Getränk ersetzen. Der Speichel enthält auch Enzyme, die die Verdauung – das Zerlegen der Nahrung in ihre Grundbausteine – schon im Mund einleiten. Außer Verdauungsenzymen sind im Speichel auch zahlreiche Substanzen enthalten, die die Nahrung, so gut es geht, desinfizieren und vorhandene Bakterien bekämpfen. Insbesondere das Enzym Lysozym ist an der Bekämpfung von Krankheitserregern im Speichel beteiligt.

Eine ätzende Angelegenheit: der Magen

Nachdem die Nahrung im Mund zerkaut, zermalmt, befeuchtet und zu einem weichen Brei verarbeitet wurde, kann sie problemlos geschluckt und durch die Speiseröhre in den Magen befördert werden.

Im Magen befinden sich viele Enzyme: Pepsin, Kathepsin (ein Sammelbegriff für verschiedene Eiweißspalter), Gastricsin (wichtig bei Säuglingen), Amylasen, Lipasen, Nukleasen, Ureasen. Doch nur Pepsin fühlt sich in dieser sauren Umgebung wohl.

Nach einer Weile beginnt der Magen, sich langsam rhythmisch zusammenzuziehen und den Nahrungsbrei gründlich zu vermengen. Nun kommt die Magensäure nach und nach an die gesamte Nahrung heran. Sobald sie den ganzen Brei durchtränkt hat, ist es aus mit der Aktivität der Speichel-Amylasen – sie können nicht mehr weitermachen, weil die Magensäure sie schlicht und einfach wie jedes andere Eiweißmolekül behandelt und zerlegt.

Im Zwölffingerdarm starten Enzyme die große Offensive

Nach sechs bis acht Stunden ist der Nahrungsbrei von der Magensäure so richtig aufgeweicht und vom Pepsin durchgearbeitet. Dann wird er zur nächsten Station weitergeschoben: zum Zwölffingerdarm. Gleich nach dem Austritt aus dem Magen durch einen Muskel, der sinnigerweise Pförtner heißt, ist die Welt wieder in Ordnung: In der Auskleidung des Zwölffingerdarmes befinden sich zahlreiche kleine Drüsen, die einen alkalischen Saft absondern. Dieser neutralisiert die ätzende Magensäure schnell und gründlich. Somit herrscht ein angenehmes, neutrales »Betriebsklima«, das für die meisten Verdauungsenzyme wie geschaffen ist.

Mindestens zwölf verschiedene Enzyme befinden sich im Saft des Zwölffingerdarms. Zu den wichtigsten gehören die Eiweißspalter Trypsin und Chymotrypsin, die fettspaltenden Lipasen und die Amylasen. Wenn diese Enzyme fehlen, hat der Mensch Probleme mit seiner Verdauung.

Die Enzyme lassen dann auch nicht lange auf sich warten: Schon der Zwölffingerdarm steuert ein paar kleinere eiweißspaltende Enzyme hinzu (sogenannte Peptidasen), sowie eine Reihe von Enzymen, die Zuckermoleküle aus Stärke in Glukose, Fruktose oder Galaktose umwandeln können. Außerdem geben die Bauchspeicheldrüse und die Leber ihren Saft an den Zwölffingerdarm ab, so daß es hier nur so von Enzymen wimmelt.

Ohne Bauchspeicheldrüse und Leber sähe es mit Enzymen schlecht aus

Die Bauchspeicheldrüse (Pankreas) ist der größte Zulieferer von Verdauungsenzymen – von jeder Sorte finden sich hier Vertreter: Ein Nachschub von Amylasen kommt hinzu – freilich ein kleinerer Trupp, als in dem Speichel der Mundhöhle – um zu prüfen, ob tatsächlich keine Stärke mehr vorhanden ist. Auch Eiweißspalter – die sogenannten Proteasen – stellen sich ein; es sind sanftmütige Verwandte des Pepsins: Trypsin und Chymotrypsin. Sie machen sich an den von Pepsin und Magensäure vorbehandelten Eiweißmolekülen zu schaffen und spalten sie so lange, bis die einzelnen Aminosäuren fein säuberlich voneinander getrennt vorliegen. Schließlich finden sich im Saft des Pankreas – im sogenannten Bauchspeichel – auch Lipasen; das sind Enzyme, die gezielt nur Fette angreifen, um sie in Glyzerin und Fettsäuren aufzuspalten.

Die Bauchspeicheldrüse ist ein eifriger Enzymlieferant: Sie steuert mit Lipasen, Amylasen und Chymotrypsin zur Verdauung bei. Wenn die Bauchspeicheldrüse nicht genug Enzyme produziert, kann man notfalls mit Medikamenten nachhelfen.

Ohne Bauchspeicheldrüse wäre so gut wie keine Verdauung möglich, denn lediglich Stärke wird auch ohne den Bauchspeichel abgebaut. Nun ist es auch verständlich, warum die Bauchspeicheldrüse (Pankreas) so wichtig für den Menschen ist. Krankheiten dieser Drüse sollten ernst genommen werden. Die wichtigsten Pankreas-Enzyme (Trypsin, Chymotrypsin, Lipasen und Amylasen – darunter das Papain) gibt es in der Apotheke in verschiedenen Darreichungsformen: Die Palette reicht von Kapseln und Dragees über Filmtabletten bis hin zum Granulat. Die Zubereitungen sind meistens magensaftresistent – das heißt, sie setzen die Enzyme erst im Zwölffingerdarm frei. Das ist wichtig, denn wenn die Enzyme schon im Magen die schützende Hülle des Medikaments verlieren würden, wäre die Einnahme sinnlos: Die Magensäure würde sie ebenso zerstören, wie sie es zum Beispiel mit den Amylasen aus dem Speichel macht. Das Material, mit dem die Enzyme in Dragees, Tabletten und anderen Formen umhüllt sind, ist meistens eine wachs- oder stärkeähnliche Substanz, die der Magensäure widerstehen kann, aber auf den Körper keinerlei Auswirkungen hat.

Jetzt wird's bitterernst: die Galle

Die wichtigsten Bestandteile der Galle sind der Farbstoff (Bilirubin), Cholesterin und vor allem die Gallensäuren. Sie sind es, die so widerlich schmecken, doch sie sind es auch, die für die Verdauung so wichtig sind. Die Gallensäuren schaffen es, größere Fetttropfen und -klumpen zu emulgieren: Dadurch entstehen mikroskopisch kleine Fettkügelchen – etwa von der Größe der Buttertröpfchen, die in der Milch verteilt sind.

Die Gallensäuren verquirlen das Fett aus der Nahrung in kleinste Tröpfchen, so daß sie die fettabbauenden Enzyme leichter angreifen können. Menschen, die Probleme mit ihrer Galle haben, vertragen deshalb keine fette Speisen.

Bei der Wirkung der Gallensäuren handelt sich weder um einen chemischen Abbau noch um eine chemische Umwandlung: Butter bleibt auch danach Butter, Schweinefett bleibt Schweinefett und Olivenöl bleibt Olivenöl – aber eben so schön zerkleinert, daß es für die fettspaltenden Lipasen ein Kinderspiel ist, die Kügelchen von allen Seiten zu umringen und im Eiltempo abzubauen. Nach kurzer Zeit ist kein Fett mehr im Nahrungsbrei vorhanden: Alles wurde ordentlich zu Fettsäuren abgebaut, die bereits von der Darmwand ins Blut und von dort zu den einzelnen Zellen transportiert werden können. Mit Hilfe der Gallensäuren können auch fettlösliche Vitamine – zum Beispiel die Vitamine D und K – in den Blutkreislauf geschleust werden.
Die Leber produziert – unabhängig von ihren Aufgaben bei der Verdauung – ebenfalls eine riesige Palette von Enzymen, die für ganz spezielle Aufgaben vorgesehen sind: So zum Beispiel werden in den Leberzellen Nährstoffe umgewandelt und umgebaut; Vorräte von Kohlehydraten gespeichert und bei Bedarf wieder abgebaut und in brauchbare Energie umgewandelt. In der Leber werden auch Medikamente und Umweltschadstoffe abgebaut und – soweit möglich – entgiftet. Deshalb ist ein Versagen der Leberfunktion in aller Regel akut lebensbedrohlich. Wenn Leber, Bauchspeicheldrüse und Zwölffingerdarm gesund sind und alle notwendigen Enzyme und Hilfsstoffe bereitstellen, ist der gesamte Verdauungsprozeß in kurzer Zeit abgeschlossen. Alles, was einigermaßen verdaut werden kann, wird abgebaut und verdaut. Der in seine kleinen und kleinsten Bestandteile zerlegte Nährstoffbrei ist jetzt nur noch ein halbflüssiger »Matsch« und wird nun aus dem Zwölffingerdarm weitergeschoben zur letzten Verdauungsstation, dem Dünndarm.

Die letzte Station der Verdauung: der Dünndarm und seine Enzyme

Im Dünndarm ist der komplette Abbau der Eiweißstoffe abgeschlossen. Größere Zuckermoleküle werden jetzt endgültig in einfache Zucker (Glukose, Fruktose, Galaktose) zerlegt. Lipasen bauen Fette zu kleinen Molekülen ab.

Die wichtigste Arbeit des Dünndarms ist die Resorption – also die Aufnahme der gespaltenen Nahrung durch die Darmwand in das Blut.

Jetzt beginnt für andere Enzyme die Arbeit: Die in ihre kleinsten Bestandteile zerlegte Nahrung wird durch die Darmwand in den Blutkreislauf aufgenommen. Manche Nährstoffe passieren diese Barriere leicht, andere werden von verschiedenen, eigens dazu bestimmten Substanzen durchgeschleust. An diesen Prozessen sind – direkt oder indirekt – viele hochspezialisierte Enzyme beteiligt. Mit dem Blutstrom gelangen die Nährstoffe dann an ihren Bestimmungsort – zu den einzelnen Organen und Zellen des Körpers. Drinnen in den Zellen geht dann der Abbau der zerkleinerten Nährstoffe weiter, bis schließlich kleinste, einfache Moleküle als Endprodukt übrigbleiben; häufig ist es nur noch Kohlendioxid und Wasser. Doch gleichzeitig laufen auch intensive Umbauprozesse, in denen neue Moleküle und Substanzen geschaffen werden. Das alles geschieht natürlich wieder mit Hilfe von Enzymen.

Angekommen: Wie sich die Nährstoffe in den Zellen abbauen

Die Verdauung ist abgeschlossen, die kleinen und kleinsten Nährstoffteilchen wurden durch die Darmwand in das Blut geschleust, die Zellen haben ihren Nachschub erhalten. Was fangen sie nun damit an? In der einzelnen Zelle läuft die Verdauung ganz anders ab als im großen Maßstab des Körpers. Ihr kommt es – wenn es um das Stillen des Hungers geht – nur darauf an, möglichst viel Energie aus den angelieferten Nährstoffen zu bilden, um sie notfalls gleich zu verbrauchen. Je nach Art und Beschaffenheit braucht die Zelle Energie zu unterschiedlichen Zwecken: Die Muskelzelle zum Beispiel, um sich zusammenziehen zu können, die Nervenzelle zum Übertragen von Signalen, die Leberzelle zur Entgiftung – und so könnte man lange fortfahren. Selbst wenn die Zelle nicht an akutem Energiemangel leidet, beeilt sie sich, die Nährstoffe so anzulegen, daß sie schnell und zuverlässig wieder in freie Energie umgewandelt werden können.

Der Prozeß, mit dem die Zelle Energie gewinnt, wird nicht grundlos Verbrennung genannt, denn es geht tatsächlich um einen Verbrennungsvorgang. Genauso, wie zum Beispiel beim Verbrennen von Holz oder Kohle Sauerstoff am Werk ist, der den brennbaren Anteil des verheizten Materials in Kohlendioxid und Wasser umwandelt, geschieht es auch in der Zelle: Die Nährstoffe werden mit Hilfe von Sauerstoff und speziellen Enzymen in Kohlendioxid und Wasser umgewandelt.

Alle Nährstoffe, die in der Zelle ankommen, werden hier sehr schnell ab- und umgebaut. Dadurch gewinnt die Zelle die notwendige Portion Energie und kann nebenbei auch andere notwendige Substanzen produzieren – etwa Hormone, Enzyme oder was sie sonst noch zum Leben braucht.

Nicht jeder Nährstoff ist ein guter Energielieferant – manche Verbindungen geben mehr, andere wiederum weniger freie Energie ab, wenn sie von der Zelle energiebringend abgebaut (verbrannt) werden. Der beste Energielieferant ist Glukose. Deswegen ist Glukose bei großer körperlicher Anstrengung (z. B. Sport) oder in der Rekonvaleszenz nach schwerer Krankheit der Energielieferant Nummer eins.

Weil die Zelle Sauerstoff verbraucht, wenn sie Nährstoffe verbrennt, wird der ganze Vorgang auch »Zellatmung« genannt. An der Zellatmung sind viele Enzyme beteiligt; sie gehören zweifellos zu den wichtigsten Enzymen im Körper. Ohne Zellatmung wären die Zellen und der gesamte Organismus nicht lebensfähig. Die Enzyme der Zellatmung befinden sich in allen Zellen des menschlichen Körpers. Sie sitzen in komplizierten Gebilden im Zellinneren – den sogenannten Mitochondrien. Mitochondrien sind die Kraftwerke der Zelle; hier wird der »Strom« für alle Prozesse hergestellt, die in der Zelle ablaufen.

Viele Enzyme der Zelle brauchen für ihre Tätigkeit Koenzyme – Substanzen, die meistens im aktiven Zentrum eines Enzyms sitzen. In den meisten Fällen übernehmen diese Rolle verschiedene Vitamine. Die wichtigsten Enzyme der Zellatmung verwenden Vitamin B_3 (Nikotinsäure) und B_2 (Riboflavin) als Koenzym. Außerdem braucht die Zelle auch noch Koenzym Q (Ubichinon) und eine Gruppe eisenhaltiger Koenzyme, die Zytochrome genannt werden. Eine ausreichende Versorgung mit diesen Vitaminen und mit Eisen ist die beste Voraussetzung dafür, daß die Zellen – und damit der ganze Körper – genügend Energie produzieren können.

Jetzt kann die Aufbauarbeit der Enzyme beginnen

Hat die Zelle ausreichende Mengen von Energie produziert, kann es mit der Aufbau-Arbeit losgehen: Die Zelle erneuert sich selbst oder ihre Umgebung, oder sie produziert Substanzen, die für den ganzen Körper wichtig sind – etwa Abwehrstoffe, Schleim für Schleimhäute, Bindegewebe, Knochensubstanz oder weitere Enzyme – je nachdem, welchem Organ oder welchem Zellverband sie angehört.

Da der gesamte Organismus im Grunde genommen aus Kohlehydraten, Proteinen, Lipiden oder ihren Abkömmlingen besteht, haben die Zellen – trotz aller Verschiedenartigkeit – ähnliche Aufgaben: Sie synthetisieren Zuckermoleküle unterschiedlichster Länge, bauen Eiweißmoleküle mit einer unterschiedlichen Zahl und Anordnung von Aminosäuren und Fette aus verschiedensten Fettsäuren. Außerdem bauen sie auch ihre eigene Kernsubstanz auf – die sogenannten Nukleoside. An jedem dieser verschiedenen Aufbauwege sind spezifische Enzyme beteiligt, und für jede Reaktion muß die Zelle Energie aufwenden.

Komplizierte, vielfältig vernetzte Reaktionswege – jeder von ganz bestimmten Enzymen gesteuert – ermöglichen es der Zelle, die kompliziertesten Biomoleküle aufzubauen – sofern sie genug Energie gesammelt hat und es ihr nicht an den notwendigen Enzymen und Koenzymen mangelt.

Enzyme mischen auch im Abwehrsystem des Körpers mit

Einerseits sind an der Funktion des Immunsystems zahlreiche Enzyme beteiligt (zum Beispiel Lysozym in den Zellen der Schleimhäute) oder Enzyme der Freßzellen, die die gefressenen Eindringlinge oder Gewebsreste abbauen. Andererseits kann das Abwehrsystem durch bestimmte Enzyme positiv beeinflußt werden.

Es wurde beobachtet, daß bestimmte proteolytische Enzyme (zu denen auch das Papain gehört) die Aktivität der Freßzellen zu wahren Spitzenleistungen ankurbeln können. Das ließ sich in einem einfachen Versuch beweisen: Die Forscher nahmen einem Freiwilligen einen Tropfen Blut ab, taten ihn unter das Okular eines Mikroskops und boten den Freßzellen ein paar Körner einer fremden Substanz an. Unter dem Mikroskop konnten die Forscher die Freßgeschwindigkeit der Makrophagen genau messen. In der Zwischenzeit nahm der Freiwillige ein Präparat mit proteolytischen Enzymen ein. Nach ein paar Stunden wurde ihm wieder ein Tropfen Blut abgenommen und dieselbe Prozedur wiederholt. Das Ergebnis: Die Freßaktivität der Makrophagen hatte sich auf das Zehnfache gesteigert!

Im Nahkampf gegen die Krankheitserreger mischen die Enzyme also bereits recht kräftig mit. Doch sie wirken auch auf einer anderen Ebene: Da Immunkomplexe Eiweißverbindungen sind, haben proteolytische Enzyme keine besonderen Schwierigkeiten, sie zu spalten und abzubauen. Insbesondere, wenn es um größere Immunkomplexe geht (zum Beispiel, wenn die Antikörper eine große Bakterie gefangen haben), können proteolytische Enzyme den Freßzellen die Arbeit erleichtern.

Doch viel wichtiger ist die Fähigkeit der proteolytischen Enzyme, krankmachende Immunkomplexe, die sich in Geweben und Organen festgesetzt haben, loszulösen und in den Blutstrom zu befördern, wo sie von den Freßzellen beseitigt werden können.

Diese Eigenschaft der Enzyme ist ganz besonders vielversprechend – denn der Medizin stehen heute keinerlei andere Möglichkeiten zur Verfügung, die krankmachenden Immunkomplexe aus den Organen zu lösen. So lange sie dort sitzen bleiben, so lange versucht das Komplementsystem, sie zu zerstören, und so lange hören die Attacken gegen das Organ nicht auf.

Die Fähigkeit der proteolytischen Enzyme, Immunkomplexe zu spalten, ist für die Medizin von größter Bedeutung und derzeit Mittelpunkt der Forschung. Denn Krankheiten, die von krankmachenden Immunkomplexen herrühren, sind in jüngster Zeit im Vormarsch: Zum Beispiel Polyarthritis, zahlreiche Haut- und Darmerkrankungen sowie Multiple Sklerose. Vieles deutet darauf hin, daß auch an der Entstehung von AIDS fehlgesteuerte Immunreaktionen beteiligt sind.

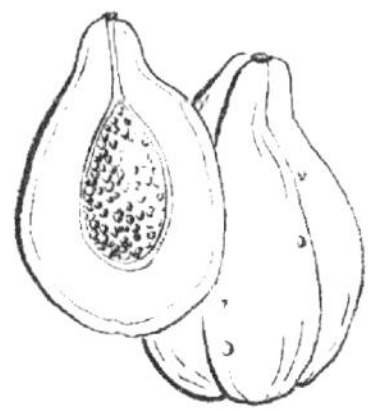

Ernährung und Enzyme – ohne Vitamine läuft nichts

Der Mensch ist nur so leistungsfähig wie seine Enzyme – denn sie wirken bei allen Prozessen, die im Körper ablaufen, mit. Fällt ein Enzym aus, gibt es gesundheitliche Probleme. Folgerichtig stellt sich die Frage: Können wir etwas für unsere eigenen Enzyme tun? Sollten wir etwa darauf achten, mit der Nahrung möglichst viele Enzyme aufzunehmen, um die körpereigenen Enzyme zu stärken?
Enzyme kommen in allen Nahrungsmitteln vor. Im Fleisch und in den Innereien von Schwein und Rind sind fast alle wichtigen Enzyme vertreten. Auch die pflanzlichen Enzyme sind leicht zu erreichen: So zum Beispiel enthält eine Ananas große Mengen des hochwirksamen Eiweißspalters Bromelain, Papaya das Papain. Genügt es also, wenn wir uns mit den Nahrungsmitteln eindecken, die die erforderlichen Enzyme enthalten? Leicht gesagt, aber leider nicht so leicht getan. Der wohlgemeinte Rat »Eßt mehr Enzyme« schadet zwar nicht – doch die gegessenen Enzyme können in unserem Körper kaum etwas bewirken. Das hat einen einfachen Grund: So wie die Magensäure die Speichel-Amylasen zerstört, so ergeht es auch allen anderen Enzymen, die wir mit der Nahrung aufnehmen. Sie sind nun einmal Eiweißmoleküle und als solche werden sie von unserem Körper auch behandelt: Er verdaut sie einfach. Sie erhalten nicht einmal die Chance, ihr wohltuendes Werk zu beginnen. Es sei denn, sie

werden in Form von Kapseln und Tabletten eingenommen, die magenresistent beschichtet sind. Die landen dann unversehrt dort, wo sie gebraucht werden – nämlich im Darm. Man kann aber trotzdem etwas für den Enzymhaushalt des eigenen Körpers tun: Wir können nämlich die richtigen Koenzyme zu uns nehmen, um die Enzyme wirken zu lassen. Ohne Koenzym klappt bei den Enzymen nämlich gar nichts. Vitamine und Mineralstoffe sind deshalb in mehr als einer Weise für den Körper wichtig.

Meistens sind es nicht die Eiweißstoffe oder einzelne Aminosäuren, die unserem Körper fehlen, damit er ausreichende Mengen von aktiven Enzymen produziert. Normalerweise nehmen wir genug Eiweißstoffe zu uns. Wenn es an der Produktion von Enzymen oder an ihrer Aktivität hapert, hängt es meistens mit einem Mangel an Koenzymen zusammen – dem Körper fehlen die Vitamine, Mineralien oder Spurenelemente, die für den Aufbau der Koenzyme unentbehrlich sind. Durch eine gesundheitsbewußte Ernährung können wir sicherstellen, daß den körpereigenen Enzymen die erforderlichen Aufbaustoffe geliefert werden.

Teamarbeit von Enzymen und Vitaminen

Ärzte verordnen gerne Vitamine, und Millionen Menschen schlucken sie, doch kaum einer weiß genau, wozu sie dienen und wie sie der Körper verwendet.

Biochemiker haben die Antwort herausgefunden: Vitamine sind an Tausenden von lebenswichtigen Enzym-Reaktionen beteiligt, denn sie stellen für viele Enzyme das unentbehrliche Koenzym dar. Selbst die schnellsten und quirligsten Enzyme können ohne ihr Vitamin-Koenzym nichts anfangen, sind schlicht und einfach lahmgelegt. Erst wenn ihnen das Vitamin geliefert wird, können sie so richtig mit ihrer Arbeit loslegen.

Manche Vitamine arbeiten als Koenzym mit einer ganzen Reihe unterschiedlicher Enzyme zusammen. So zum Beispiel würde im Organismus ein totales und schließlich tödliches Chaos entstehen, wenn von einer Minute zur anderen etwa die Vitamine der B-Gruppe aus dem Körper verschwinden würden. Sie sind für den Aufbau der lebenswichtigen Koenzyme NAD, NADP oder FAD unentbehrlich. Die Zellen würden augenblicklich ersticken, denn sie könnten nicht mehr atmen. Daß außer der Atmungstätigkeit auch noch die meisten Auf-, Um- und Abbauprozesse im Körper lahmgelegt würden, könnte die Zelle gar nicht mehr wahrnehmen – sie wäre längst tot.

Einige Vitamine spielen oft und bei vielen Enzymen die Koenzym-Rolle; andere Vitamine beteiligen sich an Enzymreaktionen auf eine andere Weise. Das Vitamin C wirkt zum Beispiel dadurch, daß es ein bestimmtes Enzym in der aktiven Form hält.

Vitamine der Gruppe B

Die Papaya ist auch deshalb ein so gesundes Obst, weil sie fast alle B-Vitamine (B_1, B_2, B_3 und B_6) enthält. Es ist allgemein bekannt, daß Vitamine der Gruppe B »für die Nerven gut« sind. Weniger bekannt ist dagegen, daß auch das Abwehrsystem von einer ausreichenden Versorgung mit Vitaminen der Gruppe B abhängig ist. Insgesamt gehören dieser Gruppe die Vitamine ***Thiamin (B*$_1$*)***, ***Riboflavin (B*$_2$*)***, ***Niacin (B*$_3$*)***, ***Pantothensäure (B*$_5$*)***, ***Biotin (Vitamin H)***, ***Pyridoxin (Vitamin B*$_6$*)***, ***Folsäure*** und ***Vitamin B*$_{12}$ an. Manche Vitaminforscher zählen zu dieser Gruppe auch einige weitere Substanzen, etwa Cholin oder Inositol. In zahlreichen Tierversuchen wurde bestätigt: Ohne Pantothensäure können andere Vitamine – zum Beispiel das Vitamin C – ihre Aufgaben im Körper nicht richtig wahrnehmen.

Zu den ganz besonders wichtigen Aufgaben der Vitamine der B-Gruppe gehört das Mitwirken an der Synthese der sogenannten Prostaglandine. Das ist eine Gruppe körpereigener, hormonähnlicher Substanzen, die zu den wichtigsten »Steuermännern« des Stoffwechsels zählen. Unter anderem sind Prostaglandine für die Aktivierung der Lymphozyten erforderlich.

Im übrigen sind Vitamine der Gruppe B auch direkt an einer ganzen Reihe von Stoffwechselprozessen beteiligt. Die ungeheure Vielfalt der verschiedenen Antikörper könnte gar nicht synthetisiert werden, wenn die Vitamine der B-Gruppe nicht in den entsprechenden Enzymen mitwirken würden, die diese Synthese-Abläufe ermöglichen und regulieren.

Sie können ausreichende Mengen von Vitaminen der B-Gruppe leicht auf natürliche Weise zu sich nehmen – dazu reicht eine gesunde, ausgewogene Ernährung. Bei erhöhtem Bedarf und zur Vorbeugung darf es ruhig mal auch etwas mehr werden, denn bei den B-Vitaminen können Sie – ebenso wie bei Vitamin C – nichts falsch machen; hier besteht keine Gefahr der Überdosierung. Was zuviel ist, wird einfach wieder ausgeschieden. Manchmal färbt sich dadurch der Harn ganz leuchtend gelb, doch das ist völlig harmlos.

Wenn Sie bei der Versorgung mit Vitaminen der Gruppe B ganz auf Nummer Sicher gehen wollen, können Sie sie auch in geballter, aber trotzdem natürlicher Form zu sich nehmen: Sie sind reichlich enthalten in Hefetabletten. Hierbei handelt es sich um komplette Hefezellen, die in Tablettenform gepreßt wurden. Bei Mangelzuständen können auch synthetische B-Vitamine verabreicht werden – dann enthält ein winziges Dragee oft die ausreichende Menge, während man von den Hefetabletten verständlicherweise viel größere Mengen einnehmen muß, weil sie ja natürliches, also nicht hochkonzentriertes Vitamin enthalten.

Der tägliche Bedarf an Vitaminen der Gruppe B beträgt für Kinder und Erwachsene:

Thiamin (B_1)	1–1,5 Milligramm (mg)
Riboflavin (B_2)[11]	1–1,8 mg
Niacin (B_3)	ca. 15 mg
Pantothensäure (B_5)	ca. 15 mg
Pyridoxin (B_6)	ca. 2 mg
Biotin (Vitamin H)	ca. 300 Mikrogramm
Folsäure	ca. 400 Mikrogramm
Vitamin B_{12}	ca. 3 Mikrogramm

Reichlich **Vitamine der Gruppe B** sind enthalten in:
Honig, Papayas, Sonnenblumenkernen, Weizenkeimen, Pistazien (Thiamin), Leber, Mandeln, Käse, Pilzen (Riboflavin), Sojabohnen, Walnüssen, Bananen (Pyridoxin).

Woran Sie merken, daß Ihnen etwas fehlt

Vitamin B_1-Mangelerscheinungen: Müdigkeit, Reizbarkeit, Schlafstörungen, Depressionen. Besonders empfindlich reagieren Säuglinge auf einen Thiaminmangel in der Muttermilch: Sie können an Beri-Beri erkranken, einer schweren Krankheit, die tödlich enden kann. Frauen, die ihr Baby stillen, sollten deshalb besonders auf einen ausreichenden Nachschub dieses Vitamins achten.
Vitamin B_2-Mangelerscheinungen: Die Haut beginnt zu jucken und entzündet sich leicht; die Lippen werden rissig, die Mundwinkel werden wund. Zusätzlich können sich schwere Sehstörungen einstellen, weil sich die Linse im Auge trübt; auch Haarausfall und Schwierigkeiten beim Wasserlassen treten auf. Neben diesen körperlichen Problemen tauchen auch Probleme seelischer Art auf: Riboflavin-Mangel führt zu Schlafstörungen, Konzentrationsstörungen und Depressionen.
Vitamin B_3-Mangelerscheinungen: Verdauungsstörungen, unangenehmer Mundgeruch, Appetitlosigkeit, schuppige Haut, Ge-

schwüre im Mund und an den Lippen. Doch am auffallendsten leidet das Nervenkostüm, wenn es an Vitamin B_3 und den daraus entstehenden Koenzymen fehlt: Kopfschmerzen, Schlafstörungen, Konzentrationsschwäche, Reizbarkeit und Depressionen stellen sich ein. Die schwere Krankheit, die durch Vitamin B_3-Mangel entsteht, heißt Pellagra.

Vitamin B_5-Mangelerscheinungen: Die Gelenke beginnen zu schmerzen, die Haare werden grau und fallen aus; Muskelkrämpfe, nachlassende Konzentrationsfähigkeit und Sehstörungen sind die Folgen.

Vitamin B_6-Mangelerscheinungen: Reizbarkeit, Schwäche, Blutarmut, Hauterkrankungen, Entzündungen an Mund und Zunge, aufgesprungene Lippen, Depressionen, Krampfanfälle bei Kindern.

Vitamin B_{12} -Mangelerscheinungen: Blutarmut, Erkrankungen des Rückenmarks mit »Ameisenlaufen« und Kribbeln in den Gliedmaßen, Muskelerschlaffung, unkoordinierte Bewegungen. Auch auf die Psyche wirkt sich ein solcher Mangel aus: Es können Halluzinationen auftreten, die Menschen werden oft depressiv.

Wenn das Biotin-Enzym wegen Vitaminmangels (nur sehr selten, z. B. durch Antibiotika-Behandlung) lahmgelegt wird, können sich folgende gesundheitliche Störungen einstellen: Schwäche, Müdigkeit, Appetitlosigkeit, Haarausfall, Depressionen, Entzündungen der Zunge, Ekzeme.

Folsäure zählt auch zu den B-Vitaminen. Sie spielt eine große Rolle im Stoffwechsel von Eiweißen, stellt Nukleinsäuren her. Diese wiederum sind Träger der Erbinformationen des Menschen. Insofern ist die Folsäure auch an der Zellteilung sowie -neubildung beteiligt. Gemeinsam mit Vitamin B_{12} arbeitet die Folsäure der Blutarmut entgegen, denn beide dienen der Reifung der roten Blutkörperchen im Knochenmark. Ein Folsäuremangel tritt häufig bei schwangeren und stillenden Frauen auf, bei Alkohol- und Drogenabhängigen, aber auch bei Menschen, die häufig Kantinenkost zu sich nehmen. Das liegt daran, daß bei zu langer Erwärmung von Speisen der Folsäuregehalt nachläßt.

Die Deutsche Gesellschaft für Ernährung empfiehlt tägliche Dosen von etwa 150 Mikrogramm Folsäure.

Folsäure-Mangelerscheinungen: Unruhe, Angst, Gedächtnisschwäche, Schlafstörungen, Verdauungsstörungen, Depression, Müdigkeit, Blässe, Blutarmut.

Folsäure und ihre Äquivalente sind enthalten in: Rind, Leber, Endiviensalat, Hefe, Honig, Huhn, Kichererbsen, frischen Erdbeeren und Grünkohl.

Tabelle: B-Vitamine im Zusammenhang mit Enzymen

B-Vitamin	Funktion bei den Enzymen
Vitamin B_1 – Thiamin	Grundbaustein eines Koenzyms namens Thiaminpyrophosphat (TPP). Enzyme, die mit diesem Koenzym zusammenarbeiten, sind direkt an der Funktion des Gehirns und des zentralen Nervensystems beteiligt. Ihr Mitwirken im Nervensystem ist so auffallend, daß dieses Vitamin in der Vergangenheit »Aneurin« bezeichnet wurde (ohne Nerven) – denn wenn Thiamin fehlt, mangelt es auch an guten Nerven.
Vitamin B_2 – Riboflavin	Die Koenzyme FAD sind für das Atmen und somit für das Leben der Zelle und des gesamten Organismus überlebenswichtig. Außer an den Atmungsvorgängen sind diese Flavoproteine noch an vielen anderen Prozessen beteiligt – z. B. am Aufbau von Fettsäuren und am Umbau zahlreicher lebenswichtiger Verbindungen.
Vitamin B_3 – Niacin	Grundbaustein für die lebenswichtigen Koenzyme NAD und NADP. Sie sind Nummer eins in der

B-Vitamin	Funktion bei den Enzymen
	Atmungskette und leiten das Enzymsystem ein, das es der Zelle ermöglicht, Sauerstoff zu atmen und energiebringend zu verwerten.
Vitamin B_5 – Pantothensäure oder auch Koenzym A genannt	Als Koenzym zahlreicher Enzyme maßgeblich am zentralen Umschlagplatz aller Produkte im Körper beteiligt – ohne sie gäbe es keinen Auf- und Abbau von Kohlehydraten, Fettsäuren und Aminosäuren; es gäbe auch keine Möglichkeit, Glukose zu verbrennen und Energie für die Zelle zu gewinnen. Unentbehrlich für das Gehirn, weil die Signalsubstanz Azetylcholin ohne Koenzym A nicht produziert wird.
Vitamin B_6 – Pyridoxin	Dieses Koenzym ist vor allem für den Aufbau, Abbau und Umbau von Aminosäuren unentbehrlich. Die Zelle ist auf das daraus entstehende Pyridoxalphosphat angewiesen: Aminosäuren sind die Grundbausteine aller Eiweißverbindungen. Ohne die vielen Umwandlungsreaktionen der Aminosäuren wäre die Zelle nicht imstande, auch nur ein einziges Eiweißmolekül aufzubauen.
Vitamin B_{12} – Cyanokobalamin	Koenzym B_{12} tritt meistens gleichzeitig mit der Folsäure in Aktion: Es sorgt für die normale Reifung und Entwicklung der roten Blutkörperchen im Knochenmark und ist auch für die Entwicklung und die normale Funktion des Nervensystems verantwortlich. Ohne Koenzym B_{12} ist die Produktion des genetischen Materials (der Nukleinsäuren DNS und RNS) nicht möglich.
Biotin	Es ist als Koenzym fest an das sogenannte Biotin-Enzym gebunden. Dieses Enzym ist an der Regulation des Auf- und Abbaus von Kohlenhydraten beteiligt. Selbst beim Aufbau von Großmolekülen,

B-Vitamin	Funktion bei den Enzymen
	aus denen Zellwände, Knorpeln, Knochen und anderes Bindegewebe bestehen, mischt das Biotin-Enzym maßgeblich mit.
Folsäure	Koenzym Tetrahydrofolsäure wird in der Zelle vor allem zum Aufbau von Riesenmolekülen aus besonders langen Ketten gebraucht: Zum Beispiel zur Synthese der Kernsäuren DNS und RNS, die das genetische Informationsmaterial darstellen. Auch an der Herstellung des roten Blutfarbstoffs Hämoglobin ist das Folsäure-Enzym maßgeblich beteiligt.

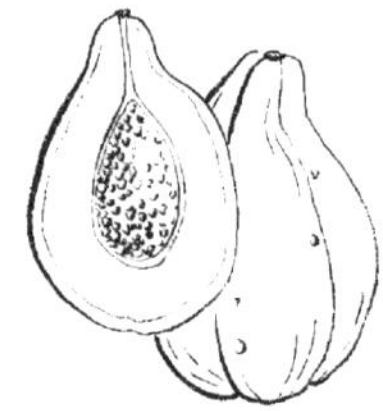

Papaya – das alles steckt in der süßen Frucht

Vitamin C – Ascorbinsäure

Sehr hoch ist der Anteil von Vitamin C in der Papaya. Dieses Vitamin wurde von amerikanischen Wissenschaftlern schon in den 50er Jahren als »Superantibiotikum« bezeichnet. Tatsächlich ist Vitamin C eine derart starke Waffe gegen Krankheitserreger jeder Art, daß es selbst die berühmten Antibiotika in den Schatten stellt. Diese Medikamente sind zwar hochwirksam und in vielen Fällen lebensrettend, doch sie helfen nur gegen bakterielle Infektionen – also nur bei Krankheiten, die von Bakterien oder ihren Giftstoffen hervorgerufen wurden. Gegen eine Virusinfektion vermögen auch die wirksamsten Antibiotika nichts zu unternehmen: So zum Beispiel sind sie schon bei der leichtesten Virusgrippe wirkungslos (lediglich bei Komplikationen, die von Bakterien verursacht werden, setzen die Ärzte dann manchmal auch bei Grippe Antibiotika ein).

Zu den wichtigsten »Waffen«, die das Immunsystem dringend für den Kampf gegen Viren, aber auch gegen alle anderen Krankheitserreger braucht, gehört das Vitamin C. Viele Ärzte und Wissenschaftler schwören förmlich auf die Wirkung dieses Vitamins bei den verschiedensten Erkrankungen. Der kürzlich verstorbene, weltweit bekannte Vitaminforscher und Nobelpreisträger Linus Pauling empfahl große Mengen Vitamin C bei allen Formen von Erkältungen. Selbst in Form von Nasentropfen sei Vitamin C bei Erkältungen wirksam.

Der Ernährungswissenschaftler Lothar Burgerstein berichtet über zahlreiche Heilerfolge mit großen Mengen von Vitamin C: Dieses Vitamin sei bei Mumps, Masern, Lungenentzündungen, ja sogar bei schweren Hirn- und Hirnhautentzündungen eine wertvolle Hilfe. Allerdings brauche der Organismus, der sich gegen eine schwere Infektion wehren müsse, hohe Dosen von Vitamin C: Burgerstein empfiehlt Mengen in der Größenordnung von 20 bis 200 Gramm Ascorbinsäure pro Tag – jeweils in Einzeldosen alle paar Stunden aufgeteilt.

Vitamin C kann man unbesorgt selbst in großen Mengen einnehmen, denn es sammelt sich nicht im Körper an: Was der Körper nicht benötigt, scheidet er einfach mit dem Urin aus. Viele Forscher sind allerdings der Meinung, daß synthetische Ascorbinsäure (also Vitamin C in Tablettenform) praktisch unwirksam ist (daher die erforderlichen hohen Dosen).

Die Ascorbinsäure beteiligt sich an unzähligen verschiedenen biochemischen Prozessen, bei denen Substanzen oxidiert oder reduziert werden. Der gesamte Stoffwechsel des Körpers käme ins Stocken, wenn Vitamin C plötzlich fehlen würde; der Organismus würde erbärmlich zugrunde gehen. So schildert ein Teilnehmer einer Expedition im 16. Jahrhundert die Krankheit, die durch Vitamin-C-Mangel entstanden war (Skorbut): »Einige Männer verloren ihre Kräfte und konnten nicht mehr auf den Beinen stehen. Andere waren über und über mit purpurfarbenen Flecken bedeckt, die sich über Knöchel, Knie, Schenkel, Schultern, Arme und Nacken ausbreiteten. Die Männer stanken aus den Mündern, ihr Zahnfleisch verfaulte, bis alles abgefallen war, und sie verloren nach Schädigung der Wurzeln fast alle Zähne.«

Darüber hinaus sind einige gezielte »Aktionen« von Vitamin C bekannt: So ist es zum Beispiel aktiv an der Synthese von Eiweißmolekülen beteiligt. Da Antikörper ebenfalls Eiweißmoleküle sind, ist es nicht verwunderlich, daß ohne Vitamin C auch keine ausreichenden Mengen von Antikörpern produziert werden können.

Vitamin C ist auch am Aufbau von Collagenmolekülen – wichtigen Bausteinen des Bindegewebes – beteiligt. Mangelt es dem Körper an Vitamin C, so entstehen defekte Collagenfasern. Das macht sich an den Blutgefäßen bemerkbar: Die Wände der Venen und Adern werden spröde und brüchig; Blutungen sind die Folge. Deshalb ist Zahnfleischbluten ein typisches Begleitsymptom von Skorbut. Wer sein Immunsystem wirksam unterstützen will, kann dies bei Vitamin C leicht auch ohne Tabletten erreichen: Vitamin C ist in vielen Nahrungsmitteln enthalten – nicht nur in den importierten Zitrusfrüchten. Auch heimische Obst- und Gemüsesorten sind hervorragende Lieferanten von Vitamin C – so zum Beispiel Hagebutten oder Sauerkraut.

Der tägliche Bedarf an Vitamin C beträgt bei

Kindern unter 14 Jahre:	45 Milligramm
Kindern über 14 Jahre:	50 Milligramm
Erwachsenen:	60 Milligramm

Reichlich Vitamin C ist enthalten in:
Holunderbeeren, Kiwis, Orangen, Zitronen, Himbeeren, Grapefruits, Papayas, Zwiebeln, Spinat, grünen Erbsen, Kohlrabi, Kohl.

Vitamin A

Vitamin A ist eines der wichtigsten Vitamine für unsere körpereigene Abwehr. Es regt die Schleimproduktion in den Schleimhäuten an, die z. B. in Nase und Mund die erste Barriere gegen Erreger von außen bilden, wie Schnupfen- und andere Viren.

Werden die Viren durch intakte Schleimhäute aufgehalten, wird das weitere Immunsystem weniger belastet und kann sich verstärkt anderen Aufgaben widmen. Auch die Darmschleimhaut als wichtiger Zulieferer von Immunzellen profitiert von Vitamin A. Vor allem aber schützen Vitamin A und seine Vorstufen – sogenannte Karotine aus gelbem und rotem Gemüse und Blattsalaten – die Zentrale des Immunsystems, die Thymusdrüse, vor Schäden durch Freie Radikale und verstärken die vom Körper produzierten Interferone zur Bekämpfung von schädlichen Erregern. Außerdem wird die Thymusdrüse mit zunehmendem Alter immer kleiner – mit entsprechenden Folgen für die körpereigene Abwehr. Vitamin A kann aber nach neuesten Untersuchungen diesen Schrumpfungsprozeß aufhalten und bei genügend hohem Anteil im Blut die Immunzentrale sogar wieder etwas wachsen lassen. Vitamin A erhöht auch die Zahl der für die Immunabwehr wichtigen Lymphozyten, einer Untergruppe der weißen Blutkörperchen. Woher bekommt der Körper Carotine und Vitamin A? Besonders reichhaltig sind sie erhalten in:

100 g Leber	11,6 Milligramm
100 g Karotten	1,1 Milligramm
100 g Spinat, gefroren	0,5 Milligramm
100 g Grünkohl, roh	0,8 Milligramm
100 g Brokkoli, roh	0,11 Milligramm
100 g Tomaten	0,13 Milligramm
100 g Sanddornbeeren	0,25 Milligramm
100 g Aprikosen, roh	0,29 Milligramm

Aber: Das Gemüse muß zusammen mit etwas Fett gegessen werden. Denn Vitamin A ist fettlöslich und kann sonst vom Körper nicht ausreichend aufgenommen werden. Der Vitamin-A-Bedarf beträgt täglich etwa 0,9 Milligramm bei Frauen, bei Männern 1,1 Milligramm nach Empfehlungen der DGE (Deutsche Gesellschaft für Ernährung). Zur Vorbeugung gegen Mängel empfehlen Experten 0,5 bis 3,0 Milligramm – je nach Bedarf. Als therapeutische Dosen werden sogar bis zu 45 Milligramm verordnet. Diese

Mengen werden in »Retinol-Äquivalent« (RÄ) angegeben. Dabei bedeutet 1 RÄ eine Menge von 12 Milligramm Provitamin-A-Carotinoide.

Einen erhöhten Bedarf an Vitamin A hat der Körper bei starkem Streß oder reichlichem Fleischverzehr. Auch Schwerkranke oder Schwangere brauchen mehr Vitamin A. Kann der Bedarf mit dem Essen nicht gedeckt werden, helfen auch beispielsweise Beta-Carotin-Präparate. Sie schaden nicht, weil der Körper sich nur soviel Vitamin A aus dem Beta-Carotin holt, wie er benötigt. Bei reinem Vitamin A besteht dagegen die Gefahr gesundheitlicher Schäden, wenn zuviel aufgenommen wird. Denn Vitamin A wird im Körper gespeichert. Man kann sich damit förmlich vergiften. Aber das geschieht erst bei sehr hohen Dosen. Ärzte berichten, daß auch die Behandlung mit 100 000 I. E. ihren Patienten keinen Schaden zugefügt hat. Zum Glück gibt der Körper aber selbst Warnsignale, wenn man zuviel Vitamin A schluckt. Erstes Anzeichen sind Kopfschmerzen. Dann sollten Sie das Vitamin einfach absetzen. Auch Übelkeit, Erbrechen und Mattigkeit sind deutliche Warnzeichen.

Vitamin E

Vitamin E oder seine verschiedenen Formen, die man als Tocopherole bezeichnet, sind fast so wie Vitamin C unentbehrlich für zahlreiche Körperfunktionen. Symptome des Mangels an Vitamin E sind Leistungsschwäche und Müdigkeit. Seine wichtigste Funktion: Als Zellschutz-Vitamin und Radikalen-Fänger (zusammen mit Vitamin A und C) bewahrt es die Immunzentrale, die sogenannte Thymusdrüse, vor Schaden. Darüber hinaus ist Vitamin E durch seine verschiedenen anderen Tätigkeiten im Körper ein wahrer Muntermacher, weil es auch eine bessere Versorgung des Organismus mit Sauerstoff gewährleistet.

Wer oder was liefert Vitamin E?
Margarine, Papayas, Walnüsse, Sojaöl, Sonnenblumenöl. Wichtig: Kaltgepreßte Pflanzenöle sind besser als industriell gefertigte, weil sie mehr Vitamin E enthalten. Der Tagesbedarf liegt bei 12 Milligramm. Stillende Mütter und Schwangere benötigen etwa 16 Milligramm am Tag.

Weitere wichtige Inhaltsstoffe der Papaya in tabellarischer Form

Mineralstoffe und Spurenelemente	**Funktion im Körper**
Natrium	reguliert Wasser- und Säure-Basen-Haushalt, ist wichtig für die Zellfunktion.
Kalzium	»Steuermann« im Zellstoffwechsel
Eisen	füttert Freßzellen und andere Abwehrzellen.
Kalium	reguliert Flüssigkeitshaushalt in den Zellen, versorgt die Erregungsleitung zwischen Muskeln und Nerven.
Phosphor	verwandelt die aus der Nahrung gewonnene Energie zu Muskelarbeit.
Magnesium	ist am Aufbau von Knochen, Zähnen und Sehnen beteiligt. Vermittelt Infos zwischen Nerven und Muskulatur, wirkt entkrampfend, hemmt die Blutgerinnung.
Eiweißbausteine	**Funktion im Körper**
Isoleucin	ist notwendig für das Wachstum, die geistige Entwicklung und den Stickstoffausgleich im Körper.

Eiweißbausteine	Funktion im Körper
Leucin	stimuliert Gehirnfunktionen, steigert muskuläre Energien.
Arginin	ist hilfreich bei Leberleiden und Impotenz, kann gegen Brustkrebs helfen; wird durch Papain freigesetzt.
Histidin	lebensnotwendig für die Regeneration und den Aufbau von roten Blutkörperchen, nervenstärkend
Lysin	wundheilend, hautpflegend
Methionin	baut Gifte, auch Alkohol und Fett im Körper ab, wirkt nervenstärkend.
Phenylalanin	unterstützt die Schilddrüse bei der Produktion des Thyroxins.
Threonin	hilft dem Darm bei der Verdauung.
Tryptophan	unterstützt die geistige Mobilität.
Valin	dient der Koordination des Muskelsystems, erhöht die Konzentrationsfähigkeit.

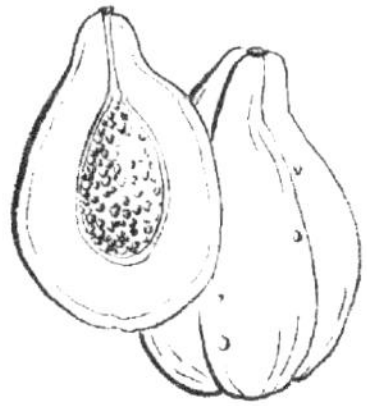

Papain und Bromelain – zwei Enzyme aus Früchten und ihre Wirkung

Papain wird in der Enzymtherapie selten als Einzelmittel eingesetzt, sondern meistens zusammen mit Bromelain, Trypsin, Chymotrypsin und Pankreatin. Bromelain kommt in der Ananas vor, Chymotrypsin wird aus der Bauchspeicheldrüse von Rindern und Trypsin aus der Bauchspeicheldrüse von Schweinen gewonnen, Pankreatin ist eine Mischung aus der Schweine-Bauchspeicheldrüse gewonnener Enzyme. Diese Enzyme wurden von dem amerikanischen Arzt und Enzym-Pionier Max Wolf zu einem Kombipräparat zusammengefaßt, weil sie sich ideal ergänzen. Er nannte sie WoBe-Enzyme, wobei die ersten beiden Buchstaben der Nachnamen von ihm und seiner Mitarbeiterin Helen Benitez für die Namensgebung herhielten.

So ist das Papain ein ausgezeichneter Wundheiler, der abgestorbenes Haut und Wundmaterial entsorgt und gleichzeitig den Wiederaufbau des verletzten Gewebes unterstützt. Bromelain hat vor allem abschwellende Wirkung, was bei Entzündungen eine große Hilfe ist. Die Bauchspeichelenzyme können nicht nur Eiweiße spalten wie die beiden pflanzlichen Enzyme, sie sind auch zucker- und fettspaltend, lösen beispielsweise Blutgerinnsel vollständig auf. Die sechs Enzyme gehören alle zu den proteolytischen Enzymen, die Eiweiße spalten, und sind die bisher am besten erforschten natürlichen Helfer.

Papain löst große Eiweiße auf, fördert also die Verdauung, indem es z. B. den Darm von alten Ablagerungen befreit. Das ist deshalb so wichtig, weil diese Schlacken auf Dauer zu echten Gesundheitsproblemen mit Folgen wie Verstopfung, Arthritis, Diabetes und hohem Blutdruck führen können. Das Papain ist in der Papaya zum Schutz der Pflanze vorhanden. Denn im Gegensatz zur Ananas, die sich mit einer dicken Schale vor Ungeziefer schützt, wäre die dünnhäutige Papaya ohne ihre Enzyme solchen Angriffen hilflos ausgeliefert. Das erste, worauf Schädlinge bei der Papaya stoßen, ist die Milch, die aus der Frucht fließt. Und die ist voller Papain und Latex und unbekömmlich für Ungeziefer.

Das meiste Papain findet sich in unreifen, grünen Papayas und in den Kernen der gelben Frucht. Aus diesen Produkten werden die Enzympräparate gewonnen, die durch eine Extra-Beschichtung magensaftresistent werden und so durch die Magensäure in den Darm gelangen. Dort nehmen sie dann ihre wertvolle Arbeit auf, gelangen über die Darmwand in den Blutkreislauf und können so überall dorthin gelangen, wo sie gebraucht werden.

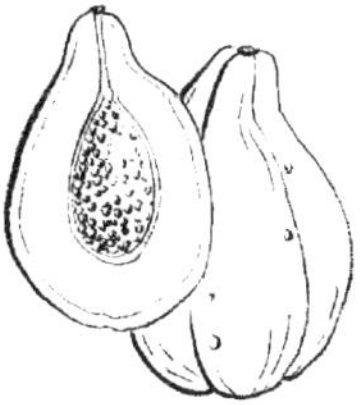

Richtig entschlacken mit Papayasaft und -tee

Unserer Nahrung fehlen häufig Ballaststoffe, meistens auch Vitamine, Enzyme und Mineralstoffe. Schadstoffe sammeln sich in den Zellen, dadurch geraten Stoffwechsel, Verdauung und Wasserhaushalt durcheinander. Zuviel Fette, Kohlehydrate, tierische Eiweiße und Zucker sind in der industriell verarbeiteten Nahrung enthalten. Wer schon einmal eine Fasten- oder Entschlackungskur gemacht hat, der weiß, wie lange der Körper damit beschäftigt ist, die ihn belastenden Schadstoffe und Gifte abzubauen und wie wohl man sich hinterher fühlt. Denn eine solche Kur reinigt den Körper von den Ablagerungen, die sich durch falsche Ernährung und Umwelteinflüsse angesammelt haben.

Papaya ist hier eine große Hilfe, denn der Verzehr dieser Frucht sorgt für eine gründliche Reinigung des Darms (Giftstoffe im Darm sind Auslöser vieler Krankheiten) und für die Regeneration unseres Drüsensystems.

Verantwortlich für den Entschlackungs- und Entgiftungsvorgang ist vor allem das Enzym Papain, das in der Papaya steckt (siehe Kapitel »Papain und Bromelain – zwei Enzyme aus Früchten und ihre Wirkung«). Aber es sind noch mehr Enzyme an der Eiweiß- und Fettspaltung beteiligt: Chymopapain, Lysozym und Lipase.

Auch sie nehmen wir mit der exotischen Frucht zu uns. Besonders wirkungsvoll sind Früchte in Form von Säften. Denn Säfte liefern uns leicht verwertbare Nährstoffe wie wertvolle Vitamine, reines Wasser, Enzyme, Mineralstoffe und Spurenelemente in großen Mengen. Dazu kommt, daß Säfte innerhalb von Minuten verdaut werden, der Körper die Nährstoffe also leicht und schnell aufnehmen kann. Unser Organismus wird mit Verbrennung und Verdauung nicht lange belastet und erhält sofort Energie. Allerdings sollten immer nur frische Säfte getrunken werden, am besten aus biologischem Anbau.

Der Papayasaft fördert die Ausscheidung, entschlackt und reinigt den Darm. Stellen Sie die Säfte möglichst selbst her, sie sind um ein Vielfaches gesünder als Fertigsäfte aus Flaschen, denen beim Pasteurisieren und Haltbarmachen viel Gesundes verloren gegangen ist. Für das Selbermachen benötigen Sie einen Entsafter. Kaufen Sie hier besser Qualität, denn auch nach der Entschlackungskur sollten Sie weiterhin frische Säfte trinken. Die Nährstoffe, die Sie damit erhalten, sind sehr wertvoll und durch feste Nahrung kaum zu ersetzen.

Beispiel: Sie müßten täglich zweieinhalb Pfund Karotten oder zweieinhalb Papaya essen, um so viel Provitamin A und Carotine zu sich zu nehmen, wie Sie sie zur Vorbeugung von Krankheiten benötigen. Doch wer macht das schon? Viel bekömmlicher und einfacher ist die flüssige Variante. Den gleichen Nährstoffgehalt erhalten Sie, wenn Sie einen halben Liter Karottensaft bzw. einen halben Liter Papayasaft trinken.

Reinigen Sie Ihren Körper mit einer regelmäßigen Entschlackung

Wer seinem Körper etwas wirklich Gutes tun möchte, der macht ein- bis zweimal im Jahr eine Entschlackungskur. Dabei geht es nicht darum, überflüssige Pfunde loszuwerden, sondern in erster

Linie um die Entgiftung des Körpers. Papaya eignet sich hervorragend für eine Entschlackungs-Safttherapie, denn sie hilft dem Körper beim Abbau der Schadstoffe. Ihre Enzyme sorgen dafür, daß der Prozeß der Entschlackung und Entgiftung gründlicher und schneller verläuft. Dadurch wird das Immunsystem in hohem Maße gestärkt, Neuerkrankungen und bestehende Krankheiten können gelindert werden, die Krankheitskeime werden besser abgewehrt. Chronisch Kranke sollten eine Fastenkur allerdings nur unter ärztlicher Kontrolle durchführen.

Und es gibt noch einen positiven Effekt von Entschlackungskuren: Leistungskraft und Wohlbefinden werden verbessert, der Mensch gewinnt neue Lebensfreude und Genußfähigkeit. Schlechte Laune und Trübsal sind wie weggeblasen, ein wahrer Glücksschub erreicht unsere Seele.

Diese Wirkung wird verständlich, wenn man die Folgen einer Entschlackung einmal auflistet:

- Der Darm wird saniert.
- Herz und Kreislauf werden entlastet.
- Leber und Niere werden angeregt.
- Das Blut wird gereinigt, die Körperzellen entgiftet.
- Bluthochdruck, Blutzucker- und Cholesterinspiegel werden gesenkt.
- Die Selbstheilungskräfte werden aktiviert.
- Übergewicht wird abgebaut, das Gefühl für den eigenen Körper steigt.
- Die Körperzellen verjüngen sich, der Körper revitalisiert sich.
- Das Selbstbewußtsein steigt, man hat sich von (oft falschen) Eßgewohnheiten verabschiedet, Freiheit und neuen Erfahrungshorizont gewonnen.

Diese neu gewonnene Freiheit ist eine gute Gelegenheit, falsche Lebens- und Ernährungsgewohnheiten über Bord zu werfen. Langfristig macht es nämlich keinen Sinn, den Körper zwei bis vier Wochen im Jahr zu entgiften und entschlacken, wenn ihm die Schadstoffe in der anderen Zeit in hohem Maße wieder zugeführt werden. Übernehmen Sie also Ihre positiven Erfahrungen aus der Entschlackungskur und ernähren Sie sich auch anschließend bewußt gesund. Stellen Sie sich auf eine ausgewogene Ernährung um, die vitamin- und rohkostreich, leichtverdaulich, gewürz- und salzarm ist. Verzichten Sie weitgehend auf Alkohol, Kaffee und Fleisch. Frischobst, Milchprodukte, Vollkornbrot, Obst und Gemüsesäfte stärken dagegen die Abwehrkräfte, sie sollten hauptsächlich auf Ihrem Speiseplan stehen. Die wichtigsten Ernährungstips haben wir für Sie noch einmal zusammengestellt:

Die wichtigsten Ernährungstips:
- Viel trinken, das heißt nicht unter zwei Liter pro Tag.
- Lieber Kräuter als Salz zum Würzen verwenden. Zuviel Salz stört die Arbeit der Nieren. Auf scharfe Gewürze (wie Pfeffer, Paprika) und Essig verzichten.
- Viel Wasser, grünen Tee, Früchtetee oder verdünnte Fruchtsäfte trinken, möglichst wenig Kaffee oder Schwarztee (entziehen dem Körper Flüssigkeit).
- Auf Alkohol weitgehend verzichten (der bringt den Flüssigkeits- und Salzhaushalt des Körpers durcheinander).

Die Entschlackungs-Getränkeliste

Eine Entschlackungskur besteht aus Wasser, Fruchtsäften, Gemüsebrühen und verschiedenen Kräutertees. Bei allen Getränken kommt es auf den richtigen Inhalt an, Sie sollten hier unbedingt auf Fertigprodukte verzichten. Wir haben einige schmackhafte Rezepte für Sie ausprobiert und bei den Säften und Kräutertees vor allem die Wirkung der Papaya berücksichtigt.

Die gesündesten Früchte für jede Safttherapie

Bei einer Safttherapie werden die Säfte speziell nach ihren Wirkungsweisen zusammengestellt, es dürfen weder zuckerhaltig noch industriell hergestellte Fertigsäfte sein. Denn die Wirkstoffe der Säfte sollen den Körper entgiften, in industriell hergestellten Fertigsäften sind die dazu notwendigen Wirkstoffe aber kaum noch vorhanden. Bei jeder Entgiftung des Körpers spielt natürlich auch die Ernährung eine wichtige Rolle. Ideal kann eine Safttherapie mit einer Fastenkur kombiniert werden. Der Körper wird dann von Grund auf gereinigt und entschlackt. Anleitungen zum richtigen Fasten geben wir im nächsten Kapitel.

Aber auch in den Nicht-Fastenzeiten sollten Sie es sich zur Gewohnheit machen, mindestens einmal am Tag ein großes Glas frischgepreßten Saft zu trinken. Im akuten Krankheitsfall oder bei Streß und Erschöpfung können Sie dann die Saftmenge auf bis zu zwei Liter am Tag erhöhen. Machen Sie nach Bedarf Ihre eigene Saftkur. Die frischgepreßten Säfte sollten allerdings immer sofort getrunken werden, um Vitamin- und Enzymverlust zu vermeiden.

Die vitalisierenden und gesundmachenden Wirkstoffe erhalten Sie allerdings nur, wenn Sie selber pressen. Die besten Saft-Rezepte erfahren Sie in diesem Kapitel. Ideal ist ein Entsafter, der zerreibt und zugleich preßt. Denn nur so bleiben die Wirkstoffe aus Gemüse und Früchten erhalten, ein Mixer schafft das nicht. Einen Mixer (hat jede Küchenmaschine) benötigen Sie aber trotzdem, damit Sie die entsafteten Flüssigkeiten richtig zusammenmischen können.
Neben den Rezeptvorschlägen, die wir Ihnen machen, können Sie auch selber kreativ werden und sich leckere Säfte ausdenken. Die wichtigsten Früchte mit besonderen Heilkräften haben wir Ihnen in der folgenden Tabelle zusammengestellt. Stellen Sie Ihre Säfte vor allem aus diesen Fruchtsorten her und probieren Sie verschiedene Kombinationen aus.

Die gesündesten Früchte

Frucht	***Wirkungsweise***
Ananas	Ananas gehört zu den stärksten Fettverbrennern, sie enthält Bromelain, das spaltet das Nahrungseiweiß besser auf und hilft so beim Abnehmen.
Apfel	Der Apfel gilt als Entgifter, denn sein Inhaltsstoff Pektin räumt Magen und Darm auf und senkt die Blutfettwerte.
Aprikose	Aprikosen stärken die Abwehrkräfte und die Leberfunktion.
Banane	Banane lindert Magen- und Darmbeschwerden, eine Bananenkur kann die Heilung von Magengeschwüren und Darmerkrankungen unterstützen.
Birne	In der Birne stecken Phosphor und Kieselsäure, die die Nerven stärken.
Blaubeere	Hilft bei Darmerkrankungen und Durchfall, tötet Bakterien und trägt zur Entgiftung des Körpers bei.
Brombeere	Die Brombeere hat einen hohen Magnesiumgehalt, wirkt herz- und nervenstärkend.
Feige	Feigen stärken die natürlichen Abwehrkräfte des Körpers, sollten vor allem während und kurz nach Infekten verstärkt verzehrt werden.
Himbeere	Sie hat ähnlich wie die Brombeere einen hohen Anteil an Magnesium, stärkt Herz und Nerven.
Honigmelone	Die Honigmelone hat eine entwässernde Wirkung und reinigt die Nieren. In einer Entschlackungs-Safttherapie darf sie auf keinen Fall fehlen.

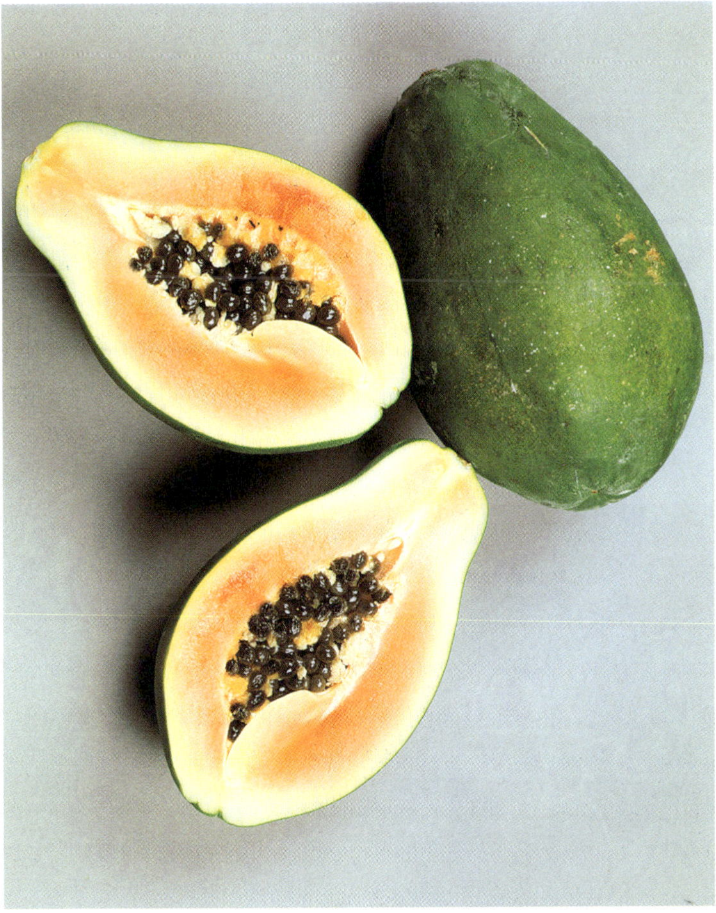

Papaya (Carica papaya)

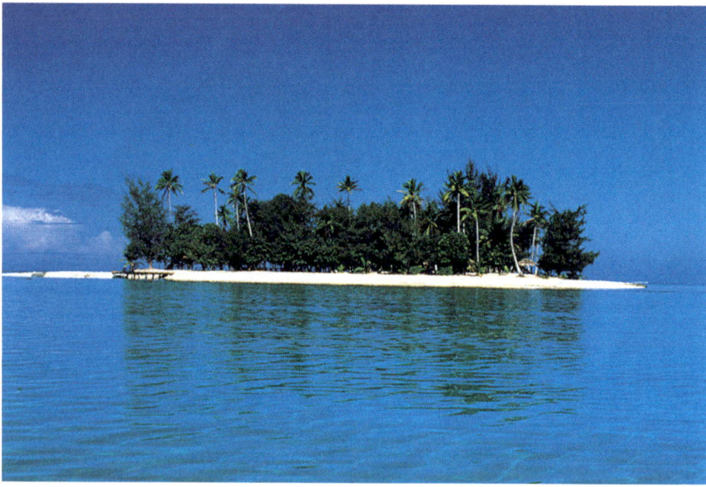

Bora-Bora,
Französisch-Polynesien

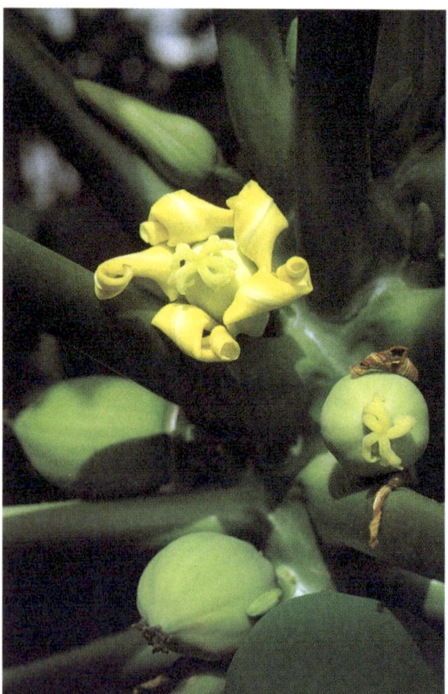

Weibliche Blüte der Papaya
mit Fruchtansatz

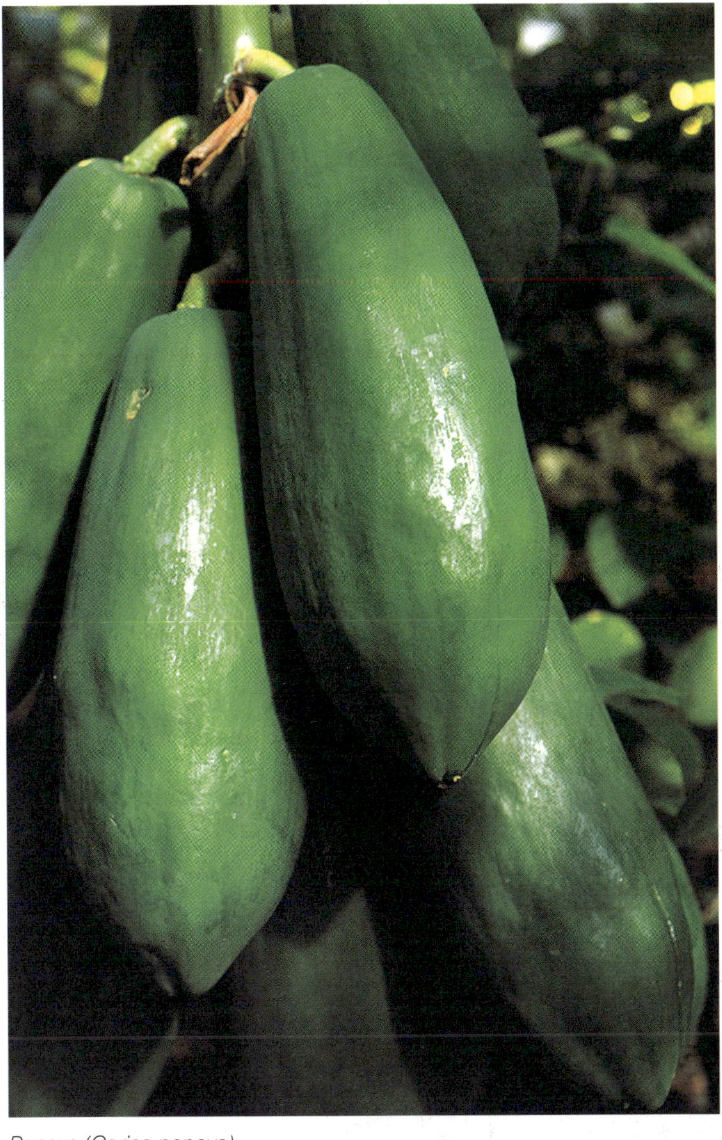

Papaya (Carica papaya)

Männliche Blüten der Papaya

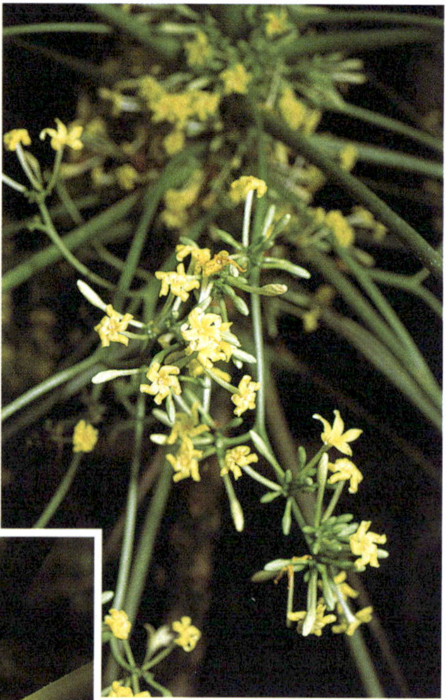

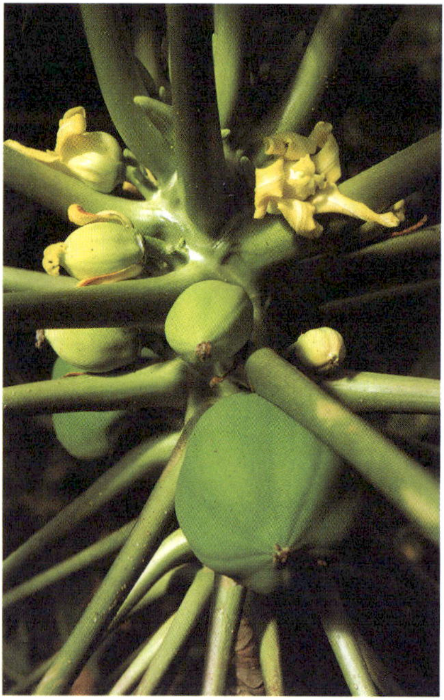

Weibliche Blüten der Papaya

Johannisbeere	Johannisbeeren enthalten sehr viel Vitamin C. Sie stärken daher unser Immunsystem.
Kiwi	Auch Kiwis sind kleine Vitamin-C-Bomben. Ihr weiterer Vorteil: Sie stoppen Heißhunger und fördern die Verdauung.
Mandarine	Mandarinen sind reine Fitmacher, sie besitzen wichtige Mineralien und B-Vitamine.
Mango	Mangos enthalten mehr Carotin als Karotten. Das darin enthaltene Vitamin A ist u. a. wichtig für Knochen, Zähne, Augen, Blut und Immunsystem.
Orange	Orangen enthalten viel Bioflavonoide, die das Bindegewebe kräftigen. Dadurch bleibt die Haut straff und länger jung.
Papaya	Papaya ist besonders enzymreich, sehr kalorienarm, fördert Verdauung und Fettverbrennung, entschlackt und entgiftet. Ihr Fruchtfleisch und ihr Saft sind für unseren Körper äußerst wertvoll. Bereits zum Frühstück sollte man Papaya zu sich nehmen.
Pfirsich	Der Pfirsich ist sehr zinkhaltig, Zink benötigen wir u.a. für unser Immunsystem, Geschmacks- und Geruchssinn, Wundheilung und die Blutgerinnung. Und ganz nebenbei stärkt es auch noch nachlassende Manneskraft.
Pflaume	Pflaumen helfen mit ihren Inhaltsstoffen Kalium und Natrium bei Darmträgheit.
Zitrone	Zitronen sind ein Hauptlieferant von Vitamin C. Vitamin C ist für unser Immunsystem und unsere Psyche unerläßlich.

Säfte mit Papaya

Eine Entschlackungskur mit Säften muß nicht langweilig sein, im Gegenteil: Aus vielen – insbesondere auch exotischen – Früchten lassen sich leckere Drinks zaubern, die besonders entschlackend wirken. Variieren Sie die Säfte mit den anderen Fastengetränken und Sie werden sehen, wie abwechslungsreich und schmackhaft Sie Ihre Fastenzeit gestalten können.

Unter den verschiedenen Fruchtsäften spielt Papayasaft eine wichtige Rolle. Denn der hohe Wasseranteil der Papaya und ihre Faserstoffe regen die Ausscheidung an. Ihr Enzym Papain sorgt dafür, daß Nahrungsschlacken gründlich verdaut und abgeführt werden. Das Verdauungsenzym entgiftet so die inneren Organe. Papaya sollte daher in jeder Saftkur vertreten sein.

Papayasaft sollten Sie während Ihrer Entschlackungskur mindestens jeden zweiten Tag trinken. Planen Sie die Frucht aber auch danach fest in Ihre Ernährungsgewohnheiten ein, und verwöhnen Sie sich regelmäßig zum Beispiel mit einem Papaya-Cocktail. Wie Sie diesen und andere Gesundmacher selber zubereiten, verraten wir Ihnen jetzt. Die Zutaten reichen jeweils für eine Person.

<u>Papaya-Entschlackungs-Drink</u>

Mit dem Papaya-Entschlackungs-Drink kann eine gründliche Entschlackung und Gewichtsreduzierung beschleunigt werden. Trinken Sie während einer Diät- oder Entschlackungskur davon täglich einen Liter.

Das benötigen Sie:

- 250 g Papaya
- 500 ml frischer Sellerie- oder Gurkensaft
- 500 ml Wasser

So wird's gemacht:
Die Papaya wird durchgeschnitten und entkernt. Ist die Frucht schon sehr reif und deshalb schön weich, können Sie sie mit der gründlich gewaschenen Schale entsaften. Ist die Schale zu hart, dann lösen Sie das Fruchtfleisch von der Schale. Geben Sie das fein geschnittene Fruchtfleisch in den Entsafter und vermischen Sie anschließend den Papayasaft mit dem Wasser. Zum Schluß rühren Sie den frisch gepreßten Sellerie- bzw. Gurkensaft hinzu. Trinken Sie den Papaya-Entschlackungs-Drink über den Tag verteilt.

Papaya-Zitronensaft

Der reine Papaya-Saft wirkt sehr intensiv auf unsere Verdauung und die Funktion des gesamten Drüsensystems. Zusammen mit Zitronensaft schmeckt der Saft besonders frisch, außerdem tun Sie etwas für Ihren Vitamin-C-Bedarf. Bei Verdauungsproblemen und zur Unterstützung der Entschlackung hilft der Papaya-Zitronensaft sofort.

Das benötigen Sie:
- 1 Papaya
- $^1/_2$ Zitrone

So wird's gemacht:
Die Papaya wird durchgeschnitten und entkernt. Ist die Frucht schon sehr reif und deshalb schön weich, können Sie sie mit Schale entsaften. Ist die Schale zu hart, dann lösen Sie das Fruchtfleisch von der Schale. Geben Sie das Papaya-Fruchtfleisch in den Entsafter und pressen Sie den Zitronensaft mit Hilfe einer Zitruspresse aus. Vermischen Sie anschließend den Papayasaft mit dem Zitronensaft. Trinken Sie den Papaya-Zitronensaft am besten morgens auf nüchternen Magen.

Die Vitamin-Bombe

Gerade Zitrusfrüchte lassen sich wunderbar mit der süßen Papaya verbinden. Es schmeckt wunderbar und enthält viele Vitamine, die der Körper braucht. Säfte sollten immer glasweise zubereitet und umgehend getrunken werden, dann verlieren sie nichts von ihren wertvollen Inhaltsstoffen.

Das benötigen Sie:
- 1/2 Papaya
- 1/2 Grapefruit
- 1/2 Orange
- 1/4 Mango
- 1 Kiwi

So wird's gemacht:
Grapefruit und Orange werden ausgepreßt. Die Papaya wird durchgeschnitten und entkernt. Ist die Frucht schon sehr reif und deshalb schön weich, können Sie sie mit der gründlich gewaschenen Schale entsaften. Ist die Schale zu hart, dann lösen Sie das Fruchtfleisch von der Schale. Geben Sie das Fruchtfleisch der geschälten Mango, der Kiwi und der Papaya in den Entsafter. Vermischen Sie anschließend diesen Saft mit dem Orangen- und Grapefruitsaft. Trinken Sie diese Vitamin-Bombe am besten morgens auf nüchternen Magen.

Der Hallo-Wach-Obst-Gemüse-Saft

Wie schon bei der Mischung aus Papaya und Gurke bzw. Sellerie werden auch hier verschiedene Obstsorten mit Gemüse gemischt. Das schmeckt gut und verbindet z. B. das Vitamin A aus der Karotte mit dem hohen Vitamin C-Gehalt der Papaya.

Das benötigen Sie:
- 1 Papaya
- 2 kleine Karotten
- 1 Apfel
- 1/2 Banane

So wird's gemacht:
Die Früchte werden geschält, Apfel und Papaya entkernt, dann alles in Stücke geschnitten und in den Entsafter gegeben. Zwei Personen können den Saft mit Wasser verdünnen. Gesüßt werden muß der Saft nicht, weil Bananen und Papaya ausreichend süß sind. Trinken Sie diesen Saft am besten morgens auf nüchternen Magen. Er setzt den Stoffwechsel in Gang und fördert dadurch die Verdauung.

Melonen-Papaya-Drink

Entwässerung ist die Hauptaufgabe dieses süßen Saftes, der sehr gut mit Wasser vermischt werden kann. Insgesamt ergibt der Saft dann mehr als 400 Milliliter Getränk. Das ist aber nur der Anfang. Denn Sie müssen zwei bis drei Liter Flüssigkeit am Tag aufnehmen, um richtig gut zu entschlacken.

Das benötigen Sie:
- 1 Papaya
- 1/2 Honigmelone
- 1 Zitrone
- 250 ml Wasser

So wird's gemacht:
Die Zirone wird mit der Zitruspresse ausgepreßt. Die Papaya wird durchgeschnitten und entkernt. Ist die Frucht schon sehr reif und deshalb schön weich, können Sie sie mit der gründlich gewaschenen Schale entsaften. Ist die Schale zu hart, dann lösen Sie das Fruchtfleisch von der Schale. Geben Sie das Fruchtfleisch der geschälten Honigmelone und der Papaya in den Entsafter. Vermischen Sie anschließend diesen Saft mit dem Zitronensaft und dem Wasser. Trinken Sie diesen Saft am besten morgens auf nüchternen Magen.

Papaya-Winter-Traum

Vor allem im Winter nehmen wir zu wenig Vitamine und Mineralstoffe zu uns. Viele Menschen ernähren sich dann hauptsächlich deftig und bevorzugen warme Getränke. Früchte, Gemüse und Salate kommen viel seltener auf den Tisch als im Sommer. Doch unser Körper verlangt gerade während der kalten Jahreszeit nach den Gesundmachern, denn er muß eine Menge Abwehrkräfte mobilisieren. Nun gibt es aber viele, die mit Früchten nichts anfangen können, wenn es draußen stürmt, regnet oder schneit. Ihnen sind die Früchte zu »kalt«, passen nicht zu Tee, Keksen und Kerzen (mit Ausnahme der Mandarine und Orange). Wenn Sie ähnlich empfinden, so ist für Sie der Papaya-Winter-Traum genau das Richtige. Denn Sie bekommen mit diesem Getränk viele wichtige Fitmacher, haben gleichzeitig aber auch den »Wintergeschmack« im Glas. Probieren Sie es aus!

Das benötigen Sie:
- 1 Papaya
- 1 unbehandelte Orange
- 1 Zimtstange
- 3 Nelken
- 1 Prise Pimentpulver
- 1 TL Korianderkörner
- 6 Äpfel
- 3 Orangen
- 250 ml Wasser

So wird's gemacht:
Entsaften Sie die Äpfel, die Orangen und die Papaya. Wichtig ist, daß Sie alle Früchte getrennt entsaften und noch nicht zusammenmischen. Die unbehandelte Orange wird gewaschen und die Schale dünn (ohne die weiße Haut) spiralförmig abgeschält. Die Schale, die Zimtstange und Nelken, Pimentpulver sowie die Korianderkörner werden mit der Hälfte des Apfelsaftes zusammen aufgekocht. Gießen Sie anschließend das Ganze durch ein Sieb

und lassen Sie die Flüssigkeit kalt werden. Vermischen Sie dann den gewürzten Saft mit dem Papayasaft, dem Orangensaft und dem restlichen Apfelsaft. Rühren Sie ihn gut durch. Geben Sie zum Schluß das Wasser hinzu.

Papaya-Südsee-Saft

Zu einem Wintergetränk gehört natürlich auch ein Drink, der nach Sommer, Sonne und Urlaub schmeckt. In diesem Papaya-Südsee-Saft stecken die Fettverbrenner Papaya und Ananas, sie regen die Verdauung an. Gleichzeitig stärkt er das Immunsystem und gibt dem Körper einen kräftigen Vitamin-C-Schub. Banane und Kokosnußfleisch sättigen, das Kokosnußfleisch sorgt außerdem für den wunderbaren »Südsee-Geschmack«.

Das benötigen Sie:

- $^1/_2$ Papaya
- $^1/_2$ Ananas
- 2 Tassen frisches Kokosnußfleisch
- 1 Banane
- $^1/_2$ Zitrone
- 100 ml Wasser

So wird's gemacht:
Papaya und Ananas werden entsaftet und in den Mixer gegeben. Dazu kommen Kokosnußfleisch, Banane, Zitronensaft und das Wasser. Mixen Sie das Ganze etwa zwei Minuten auf höchster Stufe. Statt Wasser können Sie auch einige Eiswürfel in den Mixer geben, dann können Sie den Drink herrlich kühl genießen.

Aprikose-Feige-Papaya-Mix

Dieser Saft ist ein wahrer Immunsystem-Mobilmacher. Neben der enzymreichen Papaya sorgen hier die Wirkstoffe von Aprikosen und Feigen für eine Stärkung der Abwehrkräfte. Trinken Sie den Aprikose-Feige-Papaya-Mix mindestens einmal in der Woche, während oder nach einer Erkrankung am besten täglich.

Das benötigen Sie:
- 1 Papaya
- 5 getrocknete Aprikosenhälften (ungeschwefelt)
- 5 getrocknete Feigen
- $^1/_2$ Zitrone

So wird's gemacht:
Die getrockneten Aprikosen und Feigen werden über Nacht in Wasser gelegt (so daß sie gerade vom Wasser bedeckt sind). Am nächsten Tag bereiten Sie dann den Saft: Die Papaya wird entsaftet und zusammen mit den eingeweichten Aprikosen, Feigen, dem Einweichwasser und dem Zitronensaft in den Mixer gegeben. Das Ganze wird dann bei mittlerer Stufe etwa zwei Minuten gemixt.

Papaya-Cocktail

Das benötigen Sie:
- 1 Papaya
- 1 Passionsfrucht
- 1 Mango
- 1 Zitrone
- 1 Limette
- 250 ml Mineralwasser
- Eiswürfel

So wird's gemacht:
Papaya, Passionsfrucht und Mango werden geschält, entkernt und entsaftet. In diesen Saft geben Sie den Zitronensaft und das Mineralwasser. Geben Sie zwei bis drei Eiswürfel in das Glas und verzieren Sie das Ganze mit Limetten-Scheiben.

Das Gemüsebrühe-Programm

Besonders wenn sich ein Hungergefühl während der Fastenzeit einstellt, ist der herzhafte Geschmack einer warmen Gemüsebrühe für den Fastenden ein Genuß. Wer möchte, kann sich mittags und abends Gemüsesäfte (Tomate, Karotte, Gemüse-Mix) aus der Flasche, mit Wasser verdünnt, heiß machen. Wer mag, kann sich sein Süppchen auch selber kochen. Je nach Geschmacksrichtung können verschiedene Gemüsesorten als Zutaten verwendet werden. Wichtig ist jedoch, daß Sie beim Kochen auf Dinge wie Mehl, Sahne und Butter verzichten. Halten Sie sich an die Vorgaben, sonst macht das strengste Fasten keinen Sinn. Die Zutaten können Sie je nach Appetit wechseln, die Zubereitung der Suppe bleibt jedoch gleich.

Das Gemüsebrühe-Programm für die richtige Entschlackung

Gemüsebrühe I (für 4 Portionen)	Gemüsebrühe II (für 4 Portionen)	Gemüsebrühe III (für 4 Portionen)
Das benötigen Sie immer:		
• 1 l Wasser • Gemüsebrühe-Konzentrat für einen Liter Wasser (z. B. Brühwürfel)		
Und außerdem:		
• 4 mittelgroße Kartoffeln • 2 große Karotten • 1/2 Stange Lauch • 1/2 Knolle Sellerie	• 250 g Karotten • 1/2 Stange Lauch • 1/2 Knolle Sellerie	• 500 g Tomaten • 1/2 Knolle Sellerie • 1/2 Stange Lauch • 2 kleine Karotten

Und so wird's gemacht:
Bringen Sie das Wasser mit dem Gemüsebrühe-Konzentrat zum Kochen. Verwenden Sie Kartoffeln und Gemüse gut gewaschen, aber so weit es geht ungeschält. Schneiden Sie alles klein und lassen Sie es in der kochenden Gemüsebrühe gar kochen. Anschließend wird die Suppe durch ein Sieb gestrichen und mit Gewürzen abgeschmeckt. Hier können Sie wählen zwischen: Basilikum, Muskatnuß, Meersalz (sparsam), Kümmel, Dill, Pfeffer, Oregano und Majoran. Über jede Suppe streuen Sie zum Schluß zwei Teelöffel Hefeflocken, und auch die Petersilie oder andere frische Kräuter werden erst dann zugegeben.

Tees mit Papaya

Papaya-Tee enthält einen hohen Anteil an Vitamin C und sorgt für die Ausschwemmung von Ablagerungen. Der Tee kann sowohl aus den Kernen der grünen und reifen Papaya bereitet werden als auch aus den Papayablättern. Neben der verdauungsfördernden Wirkung wird Papaya-Tee auch eine krebsverhütende und heilende Kraft nachgesagt. Papaya-Teeblätter bekommen Sie in der Apotheke.

Kräutertee mit Papaya

Stellen Sie sich Ihre eigene Kräutertee-Mischung zusammen. Nehmen Sie für eine Tasse Tee immer einen gehäuften Teelöffel der Mischung, überbrühen diese mit siedendem Wasser und lassen den Tee vor dem Abseihen 10 Minuten ziehen. Für einen Viertelliter Wasser nehmen Sie einen Eßlöffel von der jeweiligen Mischung.
Für eine Entschlackungskur eignen sich die folgenden Kräutertee-Mischungen, sie wirken verdauungsfördernd, entwässernd und helfen dem Körper bei seinem Entgiftungsprozeß:

Papaya-Tee pur

10 g Papayablätter oder 20 g gequetschte Papayakerne werden mit einem Viertelliter kochendem Wasser überbrüht und müssen danach zehn Minuten lang ziehen. Abseihen und möglichst frisch trinken.

Mischung A:

15 g Papayablätter, 15 g Birkenblätter, 15 g Brennesselwurzel, 15 g Hopfenblüten, 15 g Petersilienwurzel, 15 g Rhabarberwurzel, 15 g Schlehenblätter

Mischung B:

20 g Papayablätter, 20 g Holunderblätter, 10 g Brennesselkraut, 20 g Ehrenpreis, 10 g Holunderblüten, 20 g Johanniskraut

Mischung C:

10 g Papayablätter, 10 g Brennesselkraut, 60 g Bohnenschalen, 20 g Goldrute, 10 g Schlehdornblüten, 10 g Seifenkrautwurzeln

Mischung D:

15 g Papayablätter, 15 g Wacholderbeeren, 30 g Goldrutenkraut, 15 g Hagebuttenkerne, 10 g Färberginsterkraut, 15 g Löwenzahnkraut

Mischung E:

20 g Papayablätter, 10 g Birkenblätter, 40 g Petersilienwurzel, 10 g Alantwurzel, 10 g Lindenblüten, 10 g Schlehenblüten

Zitronen-Eis-Tee mit Papaya und Melisse

Das benötigen Sie:

- 1 Bund Melisse
- 20 g Papayablätter
- 4 EL milder Honig
- 4 Zitronen
- Eiswürfel
- 2 l Wasser

So wird's gemacht:

Die Melissenblätter waschen und mit einem Liter kochendem Wasser übergießen. 10 Minuten ziehen lassen und abseihen. Die Papayablätter werden ebenfalls mit einem Liter kochendem Wasser überbrüht. 15 Minuten ziehen lassen und abseihen. Mischen Sie die beiden Teeaufgüsse zusammen und lassen Sie sie abkühlen. Geben Sie dann den Honig dazu und verrühren Sie diesen gemeinsam mit dem Zitronensaft. Zum Schluß kommen die Eiswürfel hinzu.

Apfeltee mit Papaya

Das benötigen Sie:
- 20 g Papayablätter
- 4 TL Apfeltee
- 1 Zitrone

So wird`s gemacht:
Besorgen Sie sich die Apfeltee-Mischung in einem Teeladen, Reformhaus oder in der Apotheke. Es muß allerdings reiner Apfeltee sein, kein Schwarztee mit Aroma.
Übergießen Sie die Papayablätter mit einem Liter kochendem Wasser und lassen Sie sie 15 Minuten ziehen. Anschließend abseihen. Die Apfeltee-Mischung wird mit 500 ml kochendem Wasser übergossen. 10 Minuten ziehen lassen und abseihen. Mischen Sie beide Teeaufgüsse zusammen und geben Sie zum Schluß den Zitronensaft hinzu.

Brennessel-Papaya-Tee

Für eine stark entwässernde und entschlackende Wirkung können Sie Papaya mit Brennesseltee trinken.

Das benötigen Sie:
- 1 gestrichener EL Papayakerne
- 25 g junge Brennesselblätter
- 1 l Wasser

So wird`s gemacht:
Nehmen Sie die Kerne der Papaya und geben Sie diese in einen halben Liter kochendes Wasser. Lassen Sie die Kerne eine halbe

Stunde köcheln und sieben Sie sie anschließend ab. Parallel dazu nehmen Sie etwa 25 Gramm junge Brennesselblätter und übergießen diese ebenfalls mit einem halben Liter kochendem Wasser. Lassen Sie diese 10 Minuten ziehen. Fügen Sie zum Schluß beide Aufgüsse zusammen und trinken Sie den Liter Tee über den Tag verteilt.

So entschlacken Sie richtig

Sie können auf verschiedene Arten fasten und entschlacken. Es gibt das Wasserfasten (man nimmt nur gutes Quell- oder Mineralwasser zu sich), das Teefasten (morgens, mittags, abends Tee, zwischendurch viel Wasser), das Schleimfasten (morgens, mittags, abends Haferschleim, Reisschleim oder Leinsamenschleim, zwischendurch viel Wasser) oder das Saftfasten (drei- bis fünfmal täglich ein Glas frischgepreßten Fruchtsaft, ab und zu Gemüsesaft und zwischendurch viel Wasser).
Fastende sollten täglich mindestens drei bis vier Liter Flüssigkeit zu sich nehmen. Je mehr getrunken wird, desto besser. Dabei sind zuckerhaltige Limonade, Kaffee und Alkohol tabu, Milch und schwarzer Tee können ausnahmsweise (bei Kreislaufschwäche, Fastenkrisen) getrunken werden – allerdings nicht mehr als ein Glas bzw. eine Tasse am Tag. Zu den richtigen Fastengetränken gehören Kräutertees, Frucht- und Gemüsesäfte (zuckerfrei und selbstgemacht) und Gemüsebrühe (selbstgemacht).

Mit welchen Getränken Sie hauptsächlich entschlacken möchten, bleibt Ihnen überlassen. Mit einer Entschlackungs-Safttherapie machen Sie aber nicht nur eine Entgiftungskur für Ihren Körper, Sie führen ihm gleichzeitig jede Menge Vitamine, Mineralstoffe und Spurenelemente zu. Eine wahrer Gesundheitsschub für Ihren Körper, der von Schädlichem befreit und mit Gutem versorgt wird. Wenn Sie sich für das Saftfasten entscheiden, dann bereiten Sie sich Säfte mit den gesunden Früchten aus unserer Tabelle. Und trinken Sie mindestens einmal am Tag einen Saft mit Papaya. Denn sie unterstützt die Entschlackung und Entgiftung hervorragend.

Wir haben ein Fastenprogramm für Sie zusammengestellt, das den medizinischen und ernährungsbedingten Anforderungen entspricht. Zunächst aber wollen wir Sie noch mit einigen Grundregeln und Tips vertraut machen, die zu jeder Entschlackungs- und Fastenkur gehören. Ohne sie findet keine richtige Entschlackung statt. Dann bringt die Zeit ohne feste Nahrung nicht den erwarteten Effekt.

Warum wird gefastet?

Die Heilkraft des Entschlackens und Fastens ist nicht neu und rund um die Erde bekannt. So ist in allen großen Weltreligionen eine Fastenzeit im Jahr vorgeschrieben. Das variiert zwischen einer Woche und einem Monat, zwischen »Nulldiät« und einer kleinen Mahlzeit täglich vor Sonnenaufgang. Dabei geht es nicht um Büßen und Kasteien, sondern um das überlieferte Wissen, daß eine gründliche Entschlackung des Körpers reinigend bis in die Seele und den Geist wirkt und somit der Gesunderhaltung dient.

Der eigentlichen Fastenzeit sollten zwei bis drei Tage der Vorbereitung vorangehen. Alle Termine müssen geprüft sein, damit nicht gerade eine Einladung bei Freunden in die Fastenzeit fällt. Und auch körperliche Schwerarbeit (z. B. ein Umzug) sollte in dieser Zeit nicht anstehen. Aber: Hunger braucht beim Fasten niemand zu leiden. Denn es hat nichts zu tun mit Entbehrung oder Mangel.

Beim Fasten schaltet der Körper schnell um und lebt während dieser Zeit aus seinen Depots, deshalb treten keine Hungergefühle auf. Ganz wichtig ist allerdings, daß viel getrunken wird. Sind es normalerweise zwei Liter, so sollten beim Fasten mindestens drei bis vier Liter täglich den Körper durchspülen. Ein Gefühl der völligen Leere im Bauch gibt es beim Fasten nicht.
Außerdem ist es ganz wichtig, für regelmäßigen Stuhlgang zu sorgen. Auch wenn von oben kein Nachschub an fester Nahrung erfolgt, füllt sich der Darm und muß geleert werden. Außerdem

versiegt das Hungergefühl, wenn der Darm regelmäßig entleert wird. Deshalb sind Abführungen (am gesündesten mit einem Einlauf) während des Fastens notwendig und hilfreich. Ideal hat sich hier die Colon-Hydro-Therapie (Heilpraktiker befragen) bewährt, die auf sanfte Weise den gesamten Dickdarm reinigt. Aber auch ein Löffel Glaubersalz, in einem Glas Wasser aufgelöst, tut seine Wirkung zuverlässig (wenn auch recht heftig). Trotzdem: Mindestens jeden zweiten Tag, noch besser täglich, soll der Darm während des Fastens entleert werden. Denn die innere Darm wand mit ihren riesigen Flächen aus Falten, Schlingen und Zotten erneuert sich ununterbrochen. Das heißt: Dauernd werden abgestorbene Zellen abgestoßen, und es sammelt sich Masse, die durch den Darm zum Ausscheiden bewegt wird. Zuerst lösen sich faulende und gärende Reste der letzten Wochen, die ungewöhnlich übelriechend ausgeschieden werden. Der dann folgende schlechte Atem und die belegte Zunge zeigen an, daß die Entgiftung begonnen hat.

Der erste Tag fällt meist nicht schwer, eher der zweite. Und ab dem dritten Tag hat die Fastenkur schon richtig gegriffen. Dann wird kaum mehr Hunger wahrgenommen. Statt dessen stellen sich Unternehmungslust und Leistungskraft ein.
Um Brennmaterial zu bekommen, muß der Körper an seine Reserven gehen. Und die sind in Fettpolstern angelegt. Fastenforschung hat ergeben, daß ein Übergewichtiger im Durchschnitt bei drei Wochen Heilfasten etwa zehn Kilo abnimmt; davon sechs Kilo pures Fett!

Auch die Abfälle des Eiweißstoffwechsels, die sich in Gelenken und Muskeln abgelagert haben, holt der Körper dann hervor. Reinigungsprozesse werden in Gang gesetzt, Rheuma beispielsweise, das durch diese versteckten Abfälle begünstigt wurde, kann gelindert, gestoppt oder behoben werden. Da während einer Fastenkur für den Organismus weniger zu tun ist, hat er neben seiner körperlichen Reinigung auch Energien frei, die sich im seelisch-geistigen Bereich entfalten können. Deshalb wird jede

Entschlackungs- und Fastenzeit von starken Glücksgefühlen und Wohlbefinden begleitet.

Positives Denken fördert jede Entschlackung

Fasten funktioniert nur mit dem richtigen Willen und positivem Denken. Bei jeder Behandlung einer Störung, gleichgültig ob im körperlichen, seelischen oder geistigen Bereich, ist diese positive Einstellung als psychosomatischer Hebel wichtig, wenn nicht gar entscheidend. Wer im Fasten jammert und klagt, der will seine Schlacken, sein Übergewicht nicht wirklich loslassen. Deswegen soll man sich gerade während einer Fastenkur, auch wenn es nur eine Woche ist, das Leben schön und angenehm machen! Ins Theater gehen, Musik hören, sich Zeit zum Lesen nehmen, einen Ausflug machen, Freunde besuchen, zur Kosmetikbehandlung gehen.
Der Fastende kommt in den Genuß unerwarteter Freiräume: Denn die Zeit, wo man sich mit Gedanken ans Essen, Einkaufen, Vorbereiten und dem Essen selbst beschäftigt, fallen bei ihm weg. Den Vorrat an Getränken hat er vor der Fastenzeit angelegt. Die neu gewonnene Freizeit sollte allerdings positiv genutzt werden, genießen Sie sie mit schönen Dingen.

Solange sollten, müssen oder dürfen Sie fasten

Die ideale Dauer eines Heilfastens sind 14 Tage. Das ist die Zeitspanne, die der Körper für Entschlackung und den tiefen Anstoß zur Regeneration braucht. Eine Woche aber ist besser als nichts. Nur drei oder vier Tage machen keinen Sinn; da kostet die Umstellung von Nahrung auf Eigen-Energie-Herstellung und wieder zurück auf Nahrung den Körper mehr Kraft, als auf der anderen Seite gewonnen wird.

Und es geht ja nicht darum, mal eben zu einem Fest in ein Kleid hineinzupassen und es dann wieder Monate lang als zu eng in den Schrank zu hängen. Es geht um Reinigung und Wohlbefinden, nicht allein um Schlankheit und Eitelkeit.

Die ersten Kilos, die man beim Abnehmen verliert, sind pures Wasser. Denn von diesem Ballast, der häufig an Knöcheln und ähnlichen Stellen in Form von Ödemen sichtbar ist, befreit sich der Organismus am leichtesten. Es dauert also etwas, bis sich der Körper an das Verbrennen von Fett, an das langsame Entleeren der Fettzellen macht. Und erst dann verlassen angelagerte Giftstoffe den Körper, die Fastenzeit sollte also mindestens sieben Tage dauern.

Die Fastenzeit

Die Fastenzeit besteht nicht nur aus Tagen, an denen nichts gegessen wird. Der Organismus muß auf das Fasten vorbereitet werden (Entlastungstag), braucht aber ebenso eine Nachbereitung (Aufbautage). Diese Zeit benötigt der Körper, damit er sich umstellen kann. Diese Schonzeit benötigt der Organismus unbedingt, sie gehört zu jedem Fasten dazu.

Entlastungstag
(der letzte Tag vor den Fastentagen)

Der Entlastungstag dient dem gesunden und entspannten Einstieg ins Fasten. An diesem Tag beginnt die innere Umschaltung von Essen auf Fasten. Fangen Sie an diesem Tag bereits damit an, viel zu trinken. Wählen Sie Ihre Getränke jedoch nur aus dem Getränkeprogramm, das wir speziell für die Fastenzeit entwickelt haben (siehe »Die Entschlackungs-Getränkeliste«).

Verabschieden Sie sich von Genußmitteln wie Zigaretten, Alkohol, Kaffee und Süßigkeiten. Wenn Ihnen das schwerfällt, dann trösten Sie sich damit, daß Sie sich sagen, daß Sie von diesen Dingen Urlaub machen und sie nach der Fastenzeit wiedersehen. Auf keinen Fall dürfen Sie auch nur eines dieser Genußmittel während der Fastenzeit konsumieren. Denn es führt zu nichts, wenn Sie Ihren Körper einerseits entgiften und entschlacken wollen und ihm andererseits Gift zuführen.

Am Entlastungstag nehmen Sie Nahrung zu sich, die Ihren Körper kaum belastet. Wichtig ist, daß Sie nur soviel essen, bis Sie gerade satt sind und nicht mehr. Machen Sie einen Obsttag (3 Pfund Obst über den Tag verteilt essen), einen Reistag (3 x 50 g Reis, nur mit Wasser gekocht, mit gedünsteten Äpfeln oder Tomaten) oder einen Rohkost-Gemüse-Tag (Obst, Müsli, Salate und Gemüse sind erlaubt, allerdings alles in Maßen und ohne Mayonnaise oder fettreiche Dressings). Essen Sie über den Tag verteilt dreimal einen Eßlöffel Leinsamen (in Joghurt oder Apfelmus), denn dieser quillt auf und bindet mit seinem feinen Schleim Schmutz und Giftstoffe im Darm.

Die Fastentage

Den ersten Fastentag beginnen Sie morgens mit einer Darmentleerung (Einlauf oder Glaubersalz). An diesem Tag stellt sich der Körper um von »aufnehmen« auf »ausscheiden«. Trinken Sie alle Fastengetränke schluckweise und trinken Sie zusätzlich so viel Wasser, wie Sie können. Hier lautet die Devise: Zuviel ist immer besser als zuwenig. Denn Wasser ist ebenfalls ein wichtiges Hilfsmittel beim Entschlacken des Körpers.
Die Fastengetränke, die Sie täglich zu sich nehmen, sind mengenmäßig jeden Tag gleich. Natürlich können Sie aber die Säfte, Tees und Gemüsebrühen variieren. Rezeptvorschläge und Hinweise finden Sie im Kapitel »Die Entschlackungs-Getränkeliste«.

Der Fastentag

- Trinken Sie morgens ein Glas frischen Saft nach Ihrer Wahl und zwei Tassen Kräutertee.
- Zwischendurch: ganz viel Wasser.
- Trinken Sie mittags einen Viertelliter Gemüsebrühe oder Gemüsesaft aus der Flasche. Der Gemüsesaft wird stark mit Wasser verdünnt und kann je nach Wunsch warm oder kalt getrunken werden. Zum »Nachtisch« gibt es wieder ein Glas selbstgemachten Saft.
- Am Nachmittag gibt es wieder zwei Tassen Kräutertee und ein Glas Saft.
- Abends können Sie sich je nach Appetit aussuchen, ob Sie wieder einen Viertelliter Gemüsebrühe, Gemüsesaft trinken oder sich noch einen Fruchtsaft (abends immer mit Wasser verdünnt) bereiten.
- Zwischendurch trinken Sie bitte stets ganz viel Wasser, wer möchte, kann sich auch mal etwas Zitrone ins Glas pressen.
- Nehmen Sie täglich den Saft von mindestens einer Papaya zu sich, Sie fördern damit den Entschlackungsprozeß!

Die ersten beiden Fastentage sollten Sie sich viel Ruhe gönnen. Schlafen Sie sich aus, machen Sie kurze Spaziergänge, und lesen Sie das Buch, das Sie schon lange lesen wollten, aus Zeitmangel aber nicht geschafft haben. Achten Sie darauf, daß Sie stets warm angezogen sind. Wenn Ihnen kalt ist, legen Sie sich unter eine warme Decke und machen Sie sich eine Wärmflasche. Gehen Sie aber in den ersten zwei Fastentagen nicht in die Sauna. Auch die heiße Badewanne ist tabu für den sich umstellenden Organismus.

Bereits ab dem dritten Fastentag werden Sie spüren, wie gut sich Ihr Körper auf die neue Lebensform eingestellt hat. Sie sind jetzt wieder energievoller, können Sport treiben, Ausflüge planen und sogar arbeiten gehen. Bedenken Sie aber vor allem morgens, daß Kreislauf und Muskeln zwar wieder normal funktionieren, jedoch nicht so schnell wie sonst. Gehen Sie den Tag also etwas langsamer an, und vermeiden Sie Streß.

Eine Fastenkrise gehört zu fast jeder Fasten- und Entschlackungskur. An solchen Tagen hat der Körper viel mit sich selbst zu tun, hier wird Krankhaftes und Abgelagertes besonders intensiv aus den Geweben herausgelöst. Sind diese Stoffe ausgeschieden, ist die Fastenkrise vollkommen verflogen. Ein Glas Buttermilch ist an diesen Krisentagen hilfreich. Der Darm benötigt während Ihrer Fastenzeit regelmäßig Unterstützung. Machen Sie am dritten und am fünften Tag (für länger Fastende: jeden zweiten Tag) einen Einlauf.

Fastenbrechen und Aufbautage (direkt nach den Fastentagen)

Wenn der entwöhnte Verdauungstrakt wieder auf seine Arbeit eingestellt werden soll, muß das langsam gehen. Deshalb ist es sehr wichtig, daß Sie mit dem Essen nach den Fastentagen zunächst ganz vorsichtig umgehen:

Der Aufbautag

- Trinken Sie morgens wie gewohnt zwei Tassen Kräutertee und ein Glas frisch gepreßten Saft mit Papaya.
- Fastenbrechen am Vormittag: Essen Sie einen sehr reifen oder einen gedünsteten Apfel.
- Essen Sie mittags einen Teller pürierte Kartoffel-Gemüse-Suppe. Trinken Sie anschließend einen frischen Fruchtsaft Ihrer Wahl.
- Trinken Sie am Nachmittag zwei bis drei Tassen Kräutertee und noch ein Glas frischen Saft.
- Essen Sie abends einen Teller Gemüsesuppe, dazu eine Scheibe Knäckebrot.
- Zum Nachtisch gibt es ein Glas Buttermilch mit einem Teelöffel Leinsamen.
- Fangen Sie am zweiten Aufbautag an, wieder feste Nahrung zu sich zu nehmen. Bevorzugen Sie jedoch Knäckebrot, Kar-

toffeln, Gemüse, Rohkostsalat. Essen Sie jeden Tag Joghurt mit Leinsamen, damit Ihre Verdauung wieder selbständig in Bewegung kommt.

Die Zeit nach dem Fasten

Bewahren Sie sich auch nach der Fastenzeit ein Stück von der erlernten Freiheit vom Essen. Denn der Zeitpunkt für einen konsequenten Neubeginn ist jetzt günstig. Zunge und Gaumen sind nicht mehr reizüberflutet, und der Magen ist kleiner geworden, gibt sich nun auch mit weniger zufrieden. Die Eßlust und Gier vor der Fastenkur ist danach fast vergessen. Lernen Sie jetzt neu zu essen. Vergegenwärtigen Sie sich, daß Eßkultur nicht nur den sauberen, freundlich gedeckten Tisch beinhaltet, sondern auch das langsame Essen ein Zeichen von Kultur ist. Schlingen Sie das Essen nicht – genießen Sie Gabel für Gabel, Bissen für Bissen. Kauen lernen heißt genießen lernen, heißt essen lernen. Und das Hungergefühl im Magen verhält sich proportional zum Kauen. Je gründlicher gekaut wird, um so eher stellt sich das Gefühl von Sättigung ein. Fast alle Übergewichtigen sind Schnellesser! Erst sollen die Augen speisen, dann der Gaumen. Und der kann nur wirklich genießen, wenn man ihm die Zeit dazu läßt.

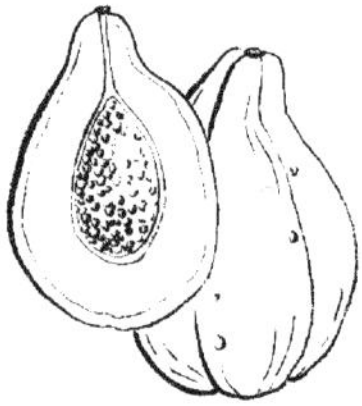

Papaya-Medizin: selbstgemacht und aus der Apotheke

Die einfachste Art, sich die volle Gesundheit aus der Papaya zuzuführen, ist der tägliche Verzehr frischer Früchte, die inzwischen fast das ganze Jahr über zu bekommen sind. Das ist wegen der enthaltenen Vitamine, Beta-Carotine und Mineralstoffe sicher nicht falsch. Kleiner Tip am Rande: Ein Spritzer frischer Zitronensaft macht die frische Frucht noch leckerer. Der größte Wirkstoff der Papaya, das Enzym Papain, ist in der gelben, reifen Frucht allerdings kaum noch enthalten. Das findet man eher in der unreifen, grünen Frucht. Die schmeckt aber frisch nicht sehr gut. Eine mögliche Alternative ist das Trocknen der grünen Frucht, die geschält und in Stücke geschnitten im Backofen auf geringster Stufe (nicht über 50 Grad, sonst gehen die Enzyme kaputt) getrocknet wird (den Ofen mit einem Kochlöffel offen halten!). Die getrockneten Früchte schmecken süß und angenehm, können pur gekaut oder mit Wasser über Nacht aufgeweicht werden.

Ansonsten gibt es in der Apotheke eine ganze Reihe von Papaya- und speziell von Papain-Produkten. Auch der Tee aus den Blättern gilt als papainhaltig und sehr gesund. Außerdem ist Papain in WoBe-Enzymen, einem Kombipräparat aus Papain, Bromelain, Trypsin, Chymotrypsin und Pankreatin vorhanden, auf das wir auch beim medizinischen Einsatz von Papain zurückkommen.

Die Kerne der Papaya sind ebenfalls enzymhaltig und lassen sich als Tee aufbrühen oder mit einer Art Pfeffermühle schroten (vorher müssen sie aber wie die grüne Frucht im Backofen getrocknet werden). Man kann sie aber auch mit der Frucht essen. Sie schmecken zuerst ein bißchen nach Kresse, dann ein bißchen scharf, sind aber sehr gesund.
Fachleute sprechen auch der Schale einen hohen Heilwert zu, die man – wenn die Frucht ökologisch angebaut wurde – ruhig mitessen kann. Besonders für die äußere Behandlung kleiner Wunden kann die Schale mit einem Rest Fruchtfleisch als Auflage benutzt werden. Sie steigert die Heilkraft der Haut ganz beträchtlich, vermindert oder verhindert Entzündungen. Innerlich können die Schalen als wäßriger Auszug verwendet werden. Dafür werden die Schalen mit Wasser übergossen, das Glas mit einem Tuch und einem Gummiring fest umwickelt. 24 Stunden (davon einige Zeit in der Sonne) später ist der Auszug fertig. Man kann ihn trinken oder zum Tränken von Wundauflagen verwenden.

Heilungsfördernd und entzündungshemmend wirkt die Papaya auch als Essig. Dafür die möglichst noch grüne Papaya samt Schale raspeln oder in Streifen schneiden. Ein Einmachglas damit zu zwei Dritteln füllen. Hochwertigen Essig (am besten Apfelessig) zugeben, bis die Früchte gänzlich bedeckt sind. Mindestens vier Wochen lang sollte der Essig ruhen. Er ist lange haltbar. Dieser Essig kann ins Badewasser gegeben (ein bis zwei Tassen pro Wanne) oder für Wundauflagen (1 Teil Essig: 3 Teilen Wasser) genutzt werden.

Eine Papaya-Tinktur wird ähnlich wie der Essig hergestellt, allerdings werden die Früchte mit 40prozentigem Alkohol (kann auch Rum, Obstler oder Schnaps sein) übergossen. Das Glas täglich schütteln. Nach vier bis sechs Wochen ist die Tinktur fertig. Sie kann ebenso wie der Essig getrunken werden (beides mit Wasser verdünnen), auf Verletzungen oder z. B. Sonnenbrand zum Einsatz kommen oder aber in der Schönheitspflege Anwendung finden.

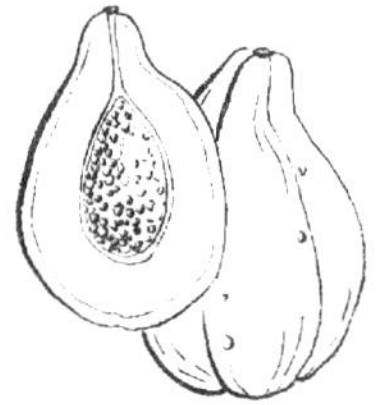

Beschwerden, gegen die Papain hilft

Atemwegserkrankungen

Je belasteter die Atemluft, desto kranker sind die Bronchien. Am häufigsten sind Raucher betroffen, doch überdurchschnittlich oft erkranken auch Menschen, die in Gegenden mit starker Luftverschmutzung leben. Mittlerweile leidet in den Industrieländern jeder fünfte Erwachsene an chronischer Bronchitis; Kinder erkranken dagegen öfter an der akuten Form. Und so haben denn auch Medikamente, die gegen Bronchitis eingesetzt werden, Hochkonjunktur. Am häufigsten werden Antibiotika verordnet – selbst manche Kleinkinder haben schon eine ganze Palette davon ausprobiert. Entsprechend häufig kommt es zu unangenehmen Nebenwirkungen und Unverträglichkeiten. Typisch für diese Krankheit sind gereizte und geschwollene Schleimhäute – das ist der Grund, warum Bronchitiker oft so schwer und pfeifend atmen. Durch die Wirkung der Enzyme (das sind die Enzyme Papain, Bromelain, Trypsin, Pankreatin und Chymotrypsin, die es auch als WoBe-Enzyme gibt), schwellen die Schleimhäute wieder ab; der Kranke kann deutlich leichter atmen. Die Enzyme reduzieren auch den zähen Schleim – er wird flüssiger und kann leichter abgehustet werden. Viele Patienten merken das: In den ersten Tagen der Enzymbehandlung husten sie oft mehr Schleim ab als sonst. Danach säubern sich die Atemwege schnell und der Husten hört auf. Wie bei allen chronischen Entzündungen ist die Durchblutung im entzündeten Gewebe gestört; die Bronchien werden nicht mehr ausreichend mit Nährstoffen versorgt. Die Enzyme springen da ein und verbessern die Durchblutung. Dadurch kommen wieder ausreichend Sauerstoff und Nährstoffe heran und das kranke Gewebe kann sich erholen und regenerieren.

Auch Patienten, denen der Arzt Antibiotika verschreibt, können von einer begleitenden Enzymbehandlung profitieren. Wer gleichzeitig Enzyme einnimmt, braucht weniger vom Antibiotikum. Das ist für manche Menschen wahrhaft ein Segen: Jeder, dem schon einmal nach der Einnahme hochdosierter Antibiotika übel war, weiß das zu schätzen.

Papaya-Tee pur (siehe »Die Entschlackungs-Getränkeliste«) baut das Immunsystem auf und sorgt dafür, daß es mit der Erkrankung besser fertig wird. Der Tee sollte täglich getrunken werden. Nach vier Wochen wird eine Behandlungspause von mindestens vier Wochen eingelegt. Schlimmstenfalls wird dann von vorn begonnen. Ebenso gut: Lebenslang täglich eine Papaya roh essen. Das wirkt wie ein »Extra-Sicherheitsnetz« fürs Immunsystem.

Autoimmunkrankheiten

Die bekannteste und häufigste Autoimmunkrankheit ist wohl die chronische Polyarthritis. Die Zahl der jährlich eingesetzten künstlichen Hüftgelenke zeigt anschaulich, wie gründlich das Abwehrsystem selbst die größten Gelenke zerstören kann. Doch es gibt noch eine ganze Reihe anderer Autoimmunkrankheiten, die alle nach dem gleichen Schema entstehen und bei denen lediglich unterschiedliche Organe angegriffen werden: Mal ist es die Schilddrüse (die sogenannte Hashimoto-Entzündung), mal die Nieren (das Goodpasture Syndrom), mal der Darm (Colitis ulcerosa und Morbus Crohn). Sogar das zentrale Nervensystem kann vom eigenen Immunsystem zum Feind erklärt werden –

dies ist die Ursache der Multiplen Sklerose. Bei der Behandlung von Autoimmunkrankheiten sind Enzyme – obwohl sie zu den ältesten Heilmitteln der Menschheit zählen – die neue große Hoffnung. Könnte man sie nicht speziell gegen die verrückt spielenden Antikörper loslassen? Soweit ist die medizinische und biochemische Forschung heute noch nicht – es müßten neue Enzyme ausprobiert werden. Aber auch die bewährten proteolytischen Enzyme – die uns bereits gut bekannten Papain, Bromelain, Trypsin und Chymotrypsin – sind schon eine große Hilfe. Die fehlgesteuerten Antikörper können sie zwar nicht abschalten, doch sie schaffen es, die unglückselige Verbindung von Antikörper und angegriffener Zelle – die krankmachenden Immunkomplexe – zu spalten und aus dem angegriffenen Organ herauszulösen. Dadurch verschwindet die Markierung, die das Organ als feindlich bezeichnet hat, und die anhaltenden Angriffe der Freßzellen und des Komplement-Systems hören auf. Nicht nur das: Proteolytische Enzyme aktivieren die Freßzellen zu Höchstleistungen bei der Aufräumarbeit. Mit atemberaubendem Tempo beginnen diese nun, die aus dem Organ freigesetzten Immunkomplexe zu beseitigen, so daß sie keinen weiteren Schaden mehr anrichten können.

Geduld ist wichtig: Enzyme brauchen etwas Zeit, um die Eiweißverbindungen zu spalten, mit denen sich die Immunkomplexe im Gewebe festhalten. Danach schwärmen die freigesetzten Immunkomplexe vermehrt ins Blut aus. Solange die Freßzellen mit ihnen noch nicht fertig sind, können sich die Beschwerden des Patienten vorübergehend sogar verstärken.

Sinnvoll ist bei Autoimmunkrankheiten immer eine Papaya-Teekur mit Papaya-Tee pur. Der Tee sollte täglich getrunken werden. Nach vier Wochen wird eine Behandlungspause von mindestens vier Wochen eingelegt. Schlimmstenfalls wird dann von vorn begonnen. Auch das tägliche Essen einer Papaya hilft, das Immunsystem durch den hohen Vitalstoffgehalt der Frucht aufzubauen.

Entzündungen

Entzündungen und die daraus resultierenden Beschwerden sind ein Zeichen dafür, daß der Körper kämpft: gegen die Folgen einer Verletzung oder gegen eine Attacke von Krankheitserregern. Der ganze Organismus wird in Alarmbereitschaft versetzt. Deshalb spürt es der Mensch meistens am ganzen Leibe, wenn irgendwo eine Entzündung im Gange ist. Proteolytische Enzyme wirken bei Verletzungen und Operationen vorbeugend gegen Entzündungen. Doch selbstverständlich können sie auch dann noch helfen, wenn eine Entzündung schon begonnen hat. Wie bei einer Verletzung kommt es auch bei anderen entzündeten Geweben darauf an, daß die Versorgung mit Nährstoffen und Sauerstoff nicht unterbrochen wird. Deshalb ist es wichtig, die Durchblutung im entzündeten Gewebe in Gang zu halten – oder wieder in Gang zu bringen. Darauf verstehen sich proteolytische Enzyme (das sind die vier Enzyme Papain, Bromelain, Trypsin und Chymotrypsin, die es auch als WoBe-Enzyme gibt) hervorragend, denn sie machen das Blut flüssiger und beseitigen Unrat und kleine Blutgerinnsel aus den Blutgefäßen, die die Durchblutung behindern können. Dadurch wird die Heilung des kranken Bezirks beschleunigt.

Bei Entzündungen äußerlicher Art empfiehlt sich die *Papaya-Schale*: Besonders für die äußere Behandlung von Wunden kann die Schale mit einem Rest Fruchtfleisch als Auflage benutzt werden. Sie steigert die Heilkraft der Haut ganz beträchtlich, vermindert oder verhindert Entzündungen.

Auch eine *Papaya-Tinktur* kann helfen: Die Früchte samt Kernen und Schale (gern grün und unreif, wegen des hohen Papaingehalts) werden mit 40prozentigem Alkohol (kann auch Rum, Obstler oder Schnaps sein) in einem verschließbaren Glas übergossen. Das Glas täglich schütteln. Nach vier bis sechs Wochen ist die Tinktur fertig. Sie kann getrunken werden (mit Wasser verdünnen), auf Verletzungen oder z. B. Sonnenbrand zum Einsatz kommen oder aber in der Schönheitspflege Anwendung finden.

Linderung verspricht auch ein *wäßriger Auszug*: Die Schalen der

Papaya mitsamt etwas Fruchtfleisch werden mit Wasser übergossen, das Glas mit einem Tuch und einem Gummiring fest umwickelt. 24 Stunden (davon einige Zeit in der Sonne) später ist der Auszug fertig. Man kann ihn trinken oder zum Tränken von Wundauflagen verwenden.

Harnwegsinfektionen

Jeder zehnte Deutsche leidet von Zeit zu Zeit an einer Harnwegsinfektion. In den meisten Fällen handelt es sich um Blasenentzündungen, die durch verschiedene Erreger – Kolibakterien, Enterokokken, Staphylokokken und andere Mikroben – hervorgerufen werden. Im allgemeinen erkranken Frauen häufiger an Blasenentzündungen als Männer. Bei einer leichten Blasenentzündung reicht eine Enzymbehandlung zur Heilung oft aus: Die Enzyme lindern die Schmerzen und fördern die gute Durchblutung im entzündeten Bereich. Das ist wichtig, um eine Ausweitung der Entzündung auf die höher gelegenen Harnwege und eventuell auch auf die Nieren zu verhindern. Außerdem verbessert eine gute Durchblutung auch die Widerstandsfähigkeit des Körpers: Die weißen Blutkörperchen werden in Scharen am Entzündungsherd angeliefert und bekämpfen die Krankheitserreger direkt vor Ort. Bei einer starken Blasenentzündung wird der behandelnde Arzt kaum auf Antibiotika verzichten können. Trotzdem verordnen viele erfahrene Ärzte zusätzlich auch Enzyme. Denn auch bei der Blasenentzündung gilt: Die Kranken kommen mit weniger Antibiotika aus, wenn sie auch Enzyme einnehmen. Die Enzyme erhöhen die Konzentration des Wirkstoffs im Blut, und die verordnete Dosis kann geringer gehalten werden. Dann ist die Verträglichkeit des Antibiotikums deutlich besser – bei gleich guter Wirkung. Mit Hilfe der Enzyme können auch hartnäckige Blasenentzündungen ausgeheilt werden, ohne daß der Patient mit Antibiotika »vollgepumpt« wird.

Papaya-Tee pur oder die im Kapitel »Die Entschlackungs-Getränkeliste« genannten »Tees mit Papaya« vermehren den Harnfluß

und sorgen dafür, daß in der Blase nicht zuviel Restharn zurückbleibt, der zu gefährlichen Entzündungen führen kann. Der Tee sollte täglich getrunken werden. Nach vier Wochen wird eine Behandlungspause von mindestens vier Wochen eingelegt. Schlimmstenfalls wird dann von vorn begonnen.
Auch hier hilft ein *wäßriger Auszug*: Die Schalen der Papaya mitsamt etwas Fruchtfleisch werden mit Wasser übergossen, das Glas mit einem Tuch und einem Gummiring fest umwickelt. 24 Stunden (davon einige Zeit in der Sonne) später ist der Auszug fertig. Man kann ihn zum Tränken von Wundauflagen verwenden.

Knochenbrüche

Schwellungen und Schmerzen sorgen dafür, daß man den Bruch längst nicht so schnell vergißt, wie er passiert ist. Dagegen läßt sich mit der Enzymtherapie etwas unternehmen. Denn sie können Schmerzen lindern und die so schmerzhafte Schwellung deutlich verkleinern.

Die wirksamsten Enzyme bei Verletzungen sind:
Papain – aus der Frucht des Melonenbaums
Bromelain – aus Ananas
Trypsin – aus Schweinepankreas
Chymotrypsin – aus Rinderpankreas
Die gibt es in dieser Mischung z. B. als *Wobenzym®N* in Drageeform in der Apotheke.

Bei diesen Verletzungen wurde die Wirkung proteolytischer Enzyme klinisch geprüft und bestätigt:

- Knieverletzungen
- Kniescheibenverletzungen
- Sprunggelenksverletzungen
- Komplizierte Knochenbrüche

Krampfadern

In Deutschland klagt schon jeder zweite über 50jährige über Venenleiden (fachliche Bezeichnung: Varikose). Die leichteste und gleichzeitig häufigste Erscheinungsform sind die Krampfadern, auch Varizen genannt. Sie entstehen insbesondere bei Menschen, die viel stehen oder sitzen und sich zu wenig bewegen. Frauen leiden häufiger an Krampfadern als Männer – hormonelle Umstellungen während der Schwangerschaft und die zusätzliche Last, die eine Schwangere zu tragen hat, begünstigen die Entstehung von Krampfadern. Auch die Veränderungen des Hormonhaushalts nach den Wechseljahren tragen dazu bei. Die Beschwerden, die durch Krampfadern entstehen, sind alle im Zuständigkeitsbereich der proteolytischen Enzyme – das uns bereits gut bekannte Papain, Bromelain, Trypsin und Chymotrypsin – angesiedelt. Die Enzyme sind wahre Künstler, wenn es um die Ausschwemmung von Ödemen, die Verbesserung des Blutflusses und die Abdichtung der Gefäße geht. Ganz besonders wichtig: Selbst bei jahrelanger täglicher Einnahme – und das ist bei Venenerkrankung meistens notwendig – belasten sie den Organismus nicht durch unerwünschte Nebenwirkungen.

Beim Problem Krampfadern empfiehlt sich die *Papaya-Tinktur*: Die Früchte samt Kernen und Schale (gern grün und unreif, wegen des hohen Papaingehalts) werden mit 40prozentigem Alkohol (kann auch Rum, Obstler oder Schnaps sein) in einem verschließbaren Glas übergossen. Das Glas täglich schütteln. Nach vier bis sechs Wochen ist die Tinktur fertig. Sie kann getrunken werden (mit Wasser verdünnen), auf Verletzungen oder Krampfadern direkt zum Einsatz kommen oder aber in der Schönheitspflege Anwendung finden.

Auch ein *wäßriger Auszug* kann hilfreich sein: Die Schalen der Papaya mitsamt etwas Fruchtfleisch werden mit Wasser übergossen, das Glas mit einem Tuch und einem Gummiring fest umwickelt. 24 Stunden (davon einige Zeit in der Sonne) später ist der Auszug fertig. Man kann ihn trinken oder zum Tränken von Wundauflagen verwenden.

Krebserkrankungen

Ein österreichischer Professor machte folgenden Versuch: Er fügte isolierten Krebszellen das Blut eines gesunden Menschen zu. Ergebnis: Die Tumorzellen wurden abgebaut. Sein Gegencheck: Turmorzellen in krebskrankem Blut zeigte, daß die Zellen munter weitermutierten. Jahre später versuchte ein amerikanischer Arzt, Professor Max Wolf (ein gebürtiger Wiener), dem Rätsel auf die Spur zu kommen. Er fügte dem Blut von Krebskranken das proteolytische Enzym Chymotrypsin hinzu. In der Tat trat ein, was er erhofft hatte: Nach der Einwirkung des Enzyms war auch das Blut der Tumorpatienten in der Lage, Krebszellen aufzulösen. Wolf hatte die Wirkung von Chymotrypsin zunächst nur im Reagenzglas beobachtet (der Fachmann sagt dazu in vitro). Doch er war von seiner Entdeckung so angetan, daß er das gleiche Experiment bald auch am lebenden Menschen – also in vivo – durchführte: Er begann, Krebskranke mit hydrolytischen Enzymen zu behandeln. In der darauffolgenden Zeit probierte Wolf mit seinen Mitarbeitern die Wirkung einer ganzen Reihe von tierischen und pflanzlichen Enzymen an Krebskranken aus. Schließlich fand er eine bestimmte Standard-Kombination aus Papain, Bromelain, Trypsin, Chymotrypsin und Pankreatin, die sich in allen Versuchen als besonders wirksam im Kampf gegen Tumorzellen erwiesen hat. Wolf benannte diese Kombination WoBe (die erste Silbe hat er seinem Namen und die zweite Silbe dem Namen seiner Mitarbeiterin Helen Benitez entnommen). Auf diese heiße Spur kamen Wissenschaftler erst durch die Beobachtung, daß Krebspatienten besonders oft an Venenentzündungen, Thrombosen und Embolien leiden. Es stellte sich heraus, daß bei ihnen das Gleichgewicht zwischen Blutgerinnung und Fibrinabbau gestört ist (Fibrin ist der Blutklebstoff und die wichtigste Voraussetzung für die Blutgerinnung). Im Blut von Krebskranken ist die Fibrinkonzentration erhöht. Ein Zuviel von Fibrin im Blut bewirkt, daß Zellen, die sich vom Blutstrom weitertragen lassen, leichter als sonst in den Gefäßen kleben bleiben. Das trifft unter anderem für die Blutplättchen (Thrombozyten) zu: Sie bleiben in verschiedenen Nischen des Gefäßsystems hängen und lassen dort Blutgerinnsel entstehen. So kommt es zu den häufigen Thrombosen bei Krebs. Auch Krebszellen besitzen eine Art Tarnmaske aus klebrigem Fibrin, die es ihnen ermöglicht, einerseits vom Immunsystem unerkannt zu bleiben, andererseits sich leichter an Gefäßwände anzukleben. Eine Krebszelle, die an einer Gefäßwand kleben bleibt, verhält sich leider ganz anders als ein Blutplättchen: Sie zwängt sich durch die Gefäßwand hindurch und haftet sich, dank ihrer klebrigen Oberfläche, an dem nächstliegenden Organ fest. Dort nistet sie sich ein und beginnt, sich zu vermehren. So entsteht eine Tochtergeschwulst (Metastase). Die Entdeckung, daß Fibrin den Tumorzellen das Anhaften an den Gefäßwänden erleichtert, war eine mögliche Erklärung für die krebshemmende Wirkung proteolytischer Enzyme: Sie bauen überschüssiges Fibrin im Blut ab. Diese Vermutung wurde anschließend in Tierexperimenten erhärtet. Nun sind proteolytische Enzyme hervorragend dazu geeignet, sowohl Fibrin als auch Immunkomplexe im Blut abzubauen. Die bisherigen Erfolge mit der Enzymbehandlung von Tumorpatienten sind tatsächlich sehr ermutigend – sowohl jene aus der Zeit von Professor Wolf, als auch klinische Studien aus der Gegenwart: Professor Wolf hat bereits in den 50er und 60er Jahren berichtet, daß durch eine Enzymbehandlung 84 Prozent seiner Brustkrebs-Patientinnen die Fünfjahresgrenze überlebt haben. Dieser Zeitraum wird in der Tumortherapie als ein Maßstab für den Behandlungserfolg angewendet; daraus lassen sich die Aussichten auf Heilung gut ableiten. Enzyme können sehr gut mit den klassischen Therapiemaßnahmen kombiniert werden. Bei Patienten, die bestrahlt werden, verhindern sie oft den Strahlenkater. Sie wirken auch vorbeugend gegen Entzündungen, die manchmal nach einer Strahlentherapie entstehen. Außerdem können Enzyme des Typs WoBe die Verträglichkeit der Chemotherapie verbessern. Dadurch ist es möglich, eine intensivere Behandlung mit Zytostatika durchzuführen. Ärzte berichteten, daß Patienten, die nach einer Krebsoperation mit proteolytischen Enzymen behandelt wurden, seltener einen Rückfall erlitten haben. Besonders gut waren die Heilungschancen bei den Patienten, die nach ihrer Entlassung aus dem Krankenhaus die Enzyme mindestens zwei Jahre lang regelmäßig weiter eingenommen haben.

Nasennebenhöhlenentzündung

Sinusitis wird in jüngster Zeit immer häufiger diagnostiziert. Ursache mag die vielerorts kritische Luftverschmutzung sein. Die empfindliche Schleimhaut der Nebenhöhlen wird dabei nicht nur auf direktem Wege geschädigt – auch die natürliche Immunabwehr leidet unter der zunehmenden Schadstoffbelastung der Umwelt, so daß der Mensch sich immer seltener erfolgreich gegen Infekte wehren kann. Sinusitis ist ein echtes Paradebeispiel für den sinnvollen Einsatz von proteolytischen Enzymen (das sind die Enzyme Papain, Bromelain, Trypsin, Pankreatin und Chymotrypsin, die es auch als WoBe-Enzyme gibt). Sie kommen mit dem Blutstrom in die entzündeten Schleimhäute der Nebenhöhlen – ohne Instrumente und ohne ein Durchbrechen des Septums. Ein weiterer Vorteil: Sie helfen dem Körper, mit dem Krankheitskeim schneller fertig zu werden. Sie können auch bei chronisch wiederkehrender Sinusitis bedenkenlos immer wieder verordnet werden, weil sie so gut verträglich sind.
Bei Sinusitis empfiehlt sich die Anwendung der *Papaya-Tinktur*: Die Früchte samt Kernen und Schale (gern grün und unreif, wegen des hohen Papaingehalts) werden mit 40prozentigem Alkohol (kann auch Rum, Obstler oder Schnaps sein) in einem verschließbaren Glas übergossen. Das Glas täglich schütteln. Nach vier bis sechs Wochen ist die Tinktur fertig. Sie kann getrunken werden (mit Wasser verdünnen), auf die Haut um die Nasennebenhöhlen herum aufgetragen oder inhaliert werden.

Operationswunden

Nach einer Operation setzt der Heilprozeß schneller ein, wenn der Patient mit proteolytischen Enzymen (das sind die vier Enzyme Papain, Bromelain, Trypsin und Chymotrypsin, die es auch als WoBe-Enzyme gibt) behandelt wird. Dadurch wird die Gefahr

von Thrombosen oder Embolien deutlich verringert; auch die Beweglichkeit ist schneller wiederhergestellt. Frisch operierte Patienten, die mit Enzymen behandelt wurden, durften im Durchschnitt eine ganze Woche früher aus der Klinik nach Hause.
Bei der äußerlichen Behandlung von Wunden empfiehlt sich besonders die *Papaya-Schale*: Sie kann mit einem Rest Fruchtfleisch als Auflage benutzt werden. Sie steigert die Heilkraft der Haut ganz beträchtlich, vermindert oder verhindert Entzündungen.
Auch die Anwendung von *Papaya-Tinktur* kann hilfreich sein: Die Früchte samt Kernen und Schale (gern grün und unreif, wegen des hohen Papaingehalts) werden mit 40prozentigem Alkohol (kann auch Rum, Obstler oder Schnaps sein) in einem verschließbaren Glas übergossen. Das Glas täglich schütteln. Nach vier bis sechs Wochen ist die Tinktur fertig. Sie kann getrunken werden (mit Wasser verdünnen) oder auf Verletzungen oder Entzündungen zum Einsatz kommen und wirkt antibakteriell.
Für Operationswunden empfiehlt sich außerdem ein *wäßriger Auszug*: Die Schalen der Papaya mitsamt etwas Fruchtfleisch werden mit Wasser übergossen, das Glas mit einem Tuch und einem Gummiring fest umwickelt. 24 Stunden (davon einige Zeit in der Sonne) später ist der Auszug fertig. Man kann ihn trinken oder zum Tränken von Wundauflagen verwenden.

Prostataleiden

Die kastaniengroße Drüse, die die Harnröhre an der Stelle, wo sie aus der Blase tritt, umschließt, bereitet den Männern häufig Probleme. Prostatitis (Drüsenentzündung) ist eine sehr häufige Krankheit, die sich gerade bei jüngeren Männern und manchmal auch schon bei Jugendlichen einstellt. Die Ursachen sind meistens die gleichen wie bei einer Blasenentzündung: Bakterielle Infektionen, aber auch Erkältungen – zum Beispiel durch stundenlanges Herumlaufen in nassen Badehosen oder Sitzen auf kalten Fußböden.
Bei der Behandlung der Prostatitis, die von einem Krankheitserreger hervorgerufen wurde, gibt es die gleichen Regeln wie bei der Blasenentzündung: Bei hohem Fieber werden meistens Antibiotika

verordnet, um die Entzündung schnell in den Griff zu bekommen. Proteolytische Enzyme können die Prostata-Entzündung, die sich sonst häufig über mehrere Monate hinwegzieht, auf einige Wochen abkürzen. In klinischen Untersuchungen haben Ärzte festgestellt, daß beinahe die Hälfte aller Patienten mit einer komplizierten abakteriellen (chronischer Verlauf, der nicht auf Antibiotika anspricht) Prostata-Entzündung, die mit Enzymen behandelt wurden, innerhalb von sechs Wochen geheilt waren. Weiteren knapp 30 Prozent der Patienten ging es zumindest besser.

Papaya-Tee pur oder die im Kapitel »Die Entschlackungs-Getränkeliste« genannten »Tees mit Papaya« vermehren den Harnfluß und sorgen dafür, daß in der Blase nicht zuviel Restharn zurückbleibt, der zu gefährlichen Entzündungen führen kann. Der Tee sollte täglich getrunken werden. Nach vier Wochen wird eine Behandlungspause von mindestens vier Wochen eingelegt. Schlimmstenfalls wird dann von vorn begonnen.

Bei Prostataleiden sollte auch ein *wäßriger Auszug* Anwendung finden: Die Schalen der Papaya mitsamt etwas Fruchtfleisch werden mit Wasser übergossen, das Glas mit einem Tuch und einem Gummiring fest umwickelt. 24 Stunden später (davon einige Zeit in der Sonne) ist der Auszug fertig. Man kann ihn trinken oder zum Tränken von Wundauflagen verwenden.

Rheumatische Erkrankungen

Da gibt es zunächst das typische Rheuma, das älteren Menschen oft das Leben schwer macht. Ihnen tun die Gelenke weh, weil sie ganz einfach abgenutzt sind. Im Röntgenbild ist das eindeutig zu sehen. Die Ärzte haben für diese Krankheit die wenig schmeichelnde Bezeichnung degenerativer Gelenkrheumatismus erfunden (etwas besser klingt die ebenfalls häufige Bezeichnung Arthrose). Doch oft haben auch jüngere, manchmal ganz junge Menschen oder gar kleine Kinder genau dieselben Beschwerden wie die Alten. Hier geht es um etwas ganz anderes: Bei den Betroffenen haben sich die Gelenke entzündet – den Nachweis können verschiedene Labortests bringen. Wie und warum und welche Gelenke entzündet sind, das kann von einer Krankheit zur anderen sehr unterschiedlich sein. Trotzdem werden sie erst einmal in einen Topf geworfen und als entzündlicher Gelenkrheumatismus bezeichnet. Von diesen Krankheiten kommen am häufigsten die Polyarthritis und der Morbus Bechterew vor. Dann gibt es noch eine ganze Reihe von Krankheitszuständen, bei denen Arme oder Beine, die Schulter, der Nacken, der Ellbogen und eigentlich jede Stelle des Körpers ganz wie bei Rheuma schmerzen können – doch der Arzt stellt fest: Kein Gelenkverschleiß, keine Gelenkentzündung. Die ganze breite Palette solcher Zustände fassen die Ärzte gerne unter dem Begriff Weichteilrheumatismus zusammen. Die Behandlung ist in jedem Fall schwierig. Die Krankheiten, die zum rheumatischen Formenkreis zählen, werden oft mit Kortikoiden oder NSAR (nichtsteroidalen Antirheumatika) behandelt. Doch gerade dann, wenn eine Behandlung über einen längeren Zeitraum hinweg erforderlich ist – und das ist bei den meisten Rheuma-Krankheiten der Fall – können diese Medikamente wegen der vielen möglichen Nebenwirkungen gefährlich werden. Proteolytische Enzyme (das sind die Enzyme Papain, Bromelain, Trypsin, Pankreatin und Chymotrypsin, die es auch als WoBe-Enzyme gibt) sind bei Krankheiten des rheumatischen Formenkreises genauso gut wirksam. Sie haben den großen Vorteil, daß sie den Körper nicht belasten, sondern – im Gegenteil – auch noch wünschenswerte Nebenwirkungen haben: Zum Beispiel die Steigerung der Abwehrkraft oder den Abbau überschüssigen Fibrins aus dem Blut. Weil die schmerzlindernde Wirkung der Enzyme manchmal erst nach einigen Tagen einsetzt, kann eine kurzfristige Behandlung mit den synthetischen Antirheumatika sinnvoll sein. Nach zwei bis drei Wochen können dann diese Medikamente allmählich abgesetzt werden.

Auch bei der Behandlung der Arthrose haben sich seit mehr als 20 Jahren kombinierte Enzympräparate des Typs WoBe bewährt. Sie enthalten die Eiweißspalter Papain, Bromelain, Trypsin, Chymotrypsin und Pankreatin. Diese Enzyme wirken gegen die Schwellung, fördern die Durchblutung des entzündeten Gelenks, hemmen die Entzündung und lindern so den Schmerz.

Schwellungen

Egal, ob es sich nun um Sport- oder unfallbedingte Prellungen, Verstauchungen, Riß- und Schürfwunden, Knochenbrüche oder um eine vorsätzliche Verletzung handelt, wie es jede Operation ist – im Grunde gibt es immer die gleiche Reaktion (selbstverständlich unterschiedlich stark ausgeprägt):

- Schwellungen
- Deformation des Körperteils
- Schmerzen
- Bluterguß
- Entzündungen
- Gestörte Durchblutung und Bildung von Blutgerinnseln
- Verzögerung des Heilprozesses

Bei Verletzungen sind die proteolytischen Enzyme eine echte Hilfe: Weil sie alle Eiweißmoleküle, die sie antreffen, spalten und klein machen, sind sie hervorragend dazu geeignet, Schwellungen abzubauen. Dadurch wird die Durchblutung verbessert, Nährstoffe werden herangeschafft, Abfall wird abtransportiert, der Heilprozeß kommt in Gang, und die Schmerzen lassen nach. Am günstigsten ist es, eine Kombination mehrerer Enzyme einzunehmen, denn so können sie gleichzeitig an mehreren Stellen angreifen. So sind zum Beispiel die pflanzlichen Enzyme Papain und Bromelain hervorragend dazu geeignet, Schwellungen abzubauen. Die Enzyme aus tierischem Pankreas – Trypsin und Chymotrypsin – sind wiederum wahre Meister im Auflösen von kleinen Blutgerinnseln. Alle Enzyme zusammen helfen schnell und wirksam bei Verletzungen.

Besonders für die äußere Behandlung von Wunden empfiehlt sich die *Papaya-Schale*: Sie kann mit einem Rest Fruchtfleisch als Auflage benutzt werden. Papaya-Schale steigert die Heilkraft der Haut ganz beträchtlich, vermindert oder verhindert Entzündungen.

Empfehlenswert ist auch die *Papaya-Tinktur*: Die Früchte samt Kernen und Schale (gern grün und unreif, wegen des hohen

Papaingehalts) werden mit 40prozentigem Alkohol (kann auch Rum, Obstler oder Schnaps sein) in einem verschließbaren Glas übergossen. Das Glas täglich schütteln. Nach vier bis sechs Wochen ist die Tinktur fertig. Sie kann getrunken werden (mit Wasser verdünnen), auf Verletzungen oder z. B. Sonnenbrand zum Einsatz kommen oder aber in der Schönheitspflege Anwendung finden.
Auch ein *wäßriger Auszug* kann hilfreich sein: Die Schalen der Papaya mitsamt etwas Fruchtfleisch werden mit Wasser übergossen, das Glas mit einem Tuch und einem Gummiring fest umwickelt. 24 Stunden später (davon einige Zeit in der Sonne) ist der Auszug fertig. Man kann ihn trinken oder zum Tränken von Wundauflagen verwenden.

Sportverletzungen

Viele Sportler nehmen Enzyme vor solchen Wettkämpfen ein, bei denen sie erfahrungsgemäß mit Verletzungen rechnen müssen. Der Erfolg der vorbeugenden Enzymtherapie (das sind die vier Enzyme Papain, Bromelain, Trypsin und Chymotrypsin, die es auch als WoBe-Enzyme gibt) war so überzeugend, daß die American Boxsporting Association den Boxern vorschreibt, einige Tage vor dem Kampf Enzyme einzunehmen, um die Heilung zu beschleunigen. Auch die Bundesliga-Eishockeyspieler haben über zwei Spielzeiten Enzyme eingenommen und gute Erfahrungen damit gemacht.
Besonders für die äußere Behandlung von Wunden empfiehlt sich *Papaya-Schale*. Sie kann mit einem Rest Fruchtfleisch als Auflage benutzt werden. Papaya-Schale steigert die Heilkraft der Haut ganz beträchtlich, vermindert oder verhindert Entzündungen.
Empfehlenswert ist auch die *Papaya-Tinktur:* Die Früchte samt Kernen und Schale (gern grün und unreif, wegen des hohen Papaingehalts) werden mit 40prozentigem Alkohol (kann auch Rum, Obstler oder Schnaps sein) in einem verschließbaren Glas übergossen. Das Glas täglich schütteln. Nach vier bis sechs

Wochen ist die Tinktur fertig. Sie kann getrunken werden (mit Wasser verdünnen), auf offenen Verletzungen oder z. B. Sonnenbrand zum Einsatz kommen oder aber in der Schönheitspflege Anwendung finden.
Auch ein *wäßriger Auszug* kann hilfreich sein: Die Schalen der Papaya mitsamt etwas Fruchtfleisch werden mit Wasser übergossen, das Glas mit einem Tuch und einem Gummiring fest umwickelt. 24 Stunden später (davon einige Zeit in der Sonne) ist der Auszug fertig. Man kann ihn trinken oder zum Tränken von Wundauflagen verwenden.

Unterleibserkrankungen

Meistens handelt es sich um eine Entzündung der weiblichen Fortpflanzungsorgane – im medizinischen Fachjargon um eine Adnexitis. Diese Krankheiten können recht schmerzhaft sein; oft stellen sich zusätzlich Rückenschmerzen, unregelmäßige Monatsblutungen und manchmal auch Übelkeit und Fieber ein. Wird die Adnexitis nicht vollständig geheilt, besteht die Gefahr, daß die Frau unfruchtbar wird: Es können sich zum Beispiel an den Eileitern Narben bilden, so daß die Eizellen nicht mehr durchkommen können. Auch das Risiko von Bauchhöhlen-Schwangerschaften kann durch solche Vernarbungen ansteigen. Bei der Behandlung der Adnexitiden wird der Arzt in der Regel nicht auf Antibiotika verzichten, und auch noch stärkere Medikamente – Kortikosteroide und nichtsteroidale Anthiphlogistika (NSAR) – kommen oft zum Einsatz. Diese Gruppe von Medikamenten kann aber so schwere Nebenwirkungen verursachen, daß es immer wieder notwendig ist, streng abzuwägen: Wiegt der Nutzen der Behandlung den möglichen Schaden durch die Nebenwirkungen auf? Die Gefahr ist um so größer, je länger sich die Behandlung hinzieht. Häufig muß die Therapie mit solchen Medikamenten wegen schwerwiegender Nebenwirkungen abgebrochen werden, bevor die Patientin ganz auskuriert ist. Ärzte, die bei Adnexitiden eine Enzymbehandlung mit den üblichen, hier schon mehrfach genannten Kombipräparaten ausprobiert haben, waren positiv überrascht. Die Enzyme sind nicht nur viel verträglicher – sie sind auch noch wirksamer als die üblichen synthetischen Medikamente.

Beschwerden nach Zahnoperationen

Am besten wirken die proteolytischen Enzyme (das sind die vier Enzyme Papain, Bromelain, Trypsin und Chymotrypsin, die es auch als WoBe-Enzyme gibt), wenn sie schon einen oder zwei Tage vor der Operation oder dem Zahnziehen eingenommen werden. Viele Zahnärzte haben festgestellt, daß sich die Patienten dann viel schneller von dem Eingriff erholen und zum Beispiel schon am ersten Tag nach der Operation den Mund viel weiter öffnen können. Auch die Schluckbeschwerden und Schwellungen der Lymphknoten können durch eine vorbeugende Enzymbehandlung verringert werden.

Nach Zahnoperationen empfiehlt sich die *Papaya-Tinktur*: Die Früchte samt Kernen und Schale (gern grün und unreif, wegen des hohen Papaingehalts) werden mit 40prozentigem Alkohol (kann auch Rum, Obstler oder Schnaps sein) in einem verschließbaren Glas übergossen. Das Glas täglich schütteln. Nach vier bis sechs Wochen ist die Tinktur fertig. Sie kann zum Gurgeln benutzt werden (mit Wasser verdünnen).

Auch ein *wäßriger Auszug* kann hilfreich sein: Die Schalen der Papaya mitsamt etwas Fruchtfleisch werden mit Wasser übergossen, das Glas mit einem Tuch und einem Gummiring fest umwickelt. 24 Stunden später (davon einige Zeit in der Sonne) ist der Auszug fertig. Man kann ihn trinken, damit gurgeln oder zum Tränken von Wundauflagen verwenden.

Auch *Papaya-Tee pur* (siehe »Die Entschlackungs-Getränkeliste«) ist zum Gurgeln und Mundspülen nach Zahnoperationen sehr geeignet.

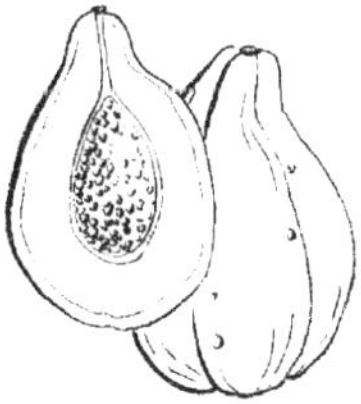

Papaya-Küche: Gesundes Essen

Ihre gesundheitsförderliche Wirkung entfaltet Papaya nicht nur im Saft oder im Tee. Auch beim Kochen läßt sich die exotische Frucht hervorragend für verschiedene Speisen verwenden. Dabei kann die ganze Frucht, das heißt sowohl das Fruchtfleisch als auch die Kerne genutzt werden. Viele Gerichte werden mit der Papaya als Zutat besser verdaulich, vor allem die Kerne enthalten viel Papain, womit Fett und Stärke besser verdaut werden können. Und auch die Schale sollten Sie nicht wegwerfen, Sie kann zum Beispiel kleingeschnitten unter jeden Salat gemengt werden und findet außerdem Anwendung in der Kosmetik (siehe Kapitel »Schönheit durch Papaya«). Der hohe Vitamin-C-Gehalt und der Enzym-Reichtum der Südseefrucht gibt jeder Speise zusätzlich einen gesunden Fitmacher! Um diese wertvollen Inhaltsstoffe jedoch auch beim Kochen zu bewahren, sollten Sie die Papaya stets zum Schluß der Speise zufügen und nie stärker als 50 °C erhitzen. Denn sonst gehen wichtige Nährstoffe verloren.
Es gibt zahlreiche leckere Kochrezepte mit Papaya. Wir können Ihnen in diesem Buch leider nur eine kleine Auswahl vorstellen. Doch vielleicht erhalten Sie ja mit dem einen oder anderen Gericht eine Anregung, selbst kreativ zu werden und mit Papaya weitere Rezepte auszuprobieren. Denn Papaya paßt zu fast allen Speisen, probieren Sie es aus!

Salate und Taco-Dip

<u>Geflügelsalat mit Papaya</u>
(für 4 Personen)

Zutaten:
4 Hühnerbrüstchen (1,4 kg)
1 l Hühnerbrühe
1 Lorbeerblatt
2 Papayas
3 Stangen Staudensellerie
1 Dose Palmherzen (Abtropfgewicht 220 g)
40 g Mandelstifte
150 g Salatmayonnaise
150 g Crème-fraîche
1 EL Mango-Chutney (aus dem Glas)
2 EL Hühnerbrühe
1 TL Curry
Salz und weißer Pfeffer nach Geschmack

Zubereitung:
Erhitzen Sie die Hühnerbrühe in einem großen Topf und geben Sie die Hühnerbrüstchen und das Lorbeerblatt hinein. Lassen Sie die Hühnerbrüstchen zugedeckt bei schwacher Hitze 25 Minuten gar werden, anschließend den Topf vom Herd nehmen und die Brühe erkalten lassen. Die kalt gewordenen Hühnerbrüstchen aus der Brühe nehmen und extra kühl stellen. Die Brühe aufbewahren. Parallel zum Garkochen der Hühnerbrüste die Papaya und die anderen Zutaten zubereiten. Die Papayas werden geschält, längs halbiert und entkernt. Schneiden Sie die Papayas in lange Streifen, die Sie anschließend würfeln. Die Staudensellerie werden gewaschen, die harten Fasern abgezogen, die Stangen längs halbiert und in feine Scheiben geschnitten. Die Palmherzen abtropfen lassen und in Scheiben schneiden.
Die Marinade für diesen Salat bereiten Sie folgendermaßen: Die

Salatmayonnaise, Crème-fraîche und Mango-Chutney werden kräftig verrührt und anschließend mit der Hühnerbrühe, Curry, Salz und Pfeffer vermischt. Ziehen Sie von den Hühnerbrüsten die Haut ab, lösen Sie das Fleisch von den Knochen und schneiden Sie es in Würfel. Geben Sie das Fleisch zusammen mit den Papayawürfeln, der Staudensellerie und den Palmenherzen in eine Schüssel und gießen Sie die Marinade darüber. Lassen Sie das Ganze zwei Stunden zugedeckt im Kühlschrank ziehen.
Kurz vor dem Servieren werden die Mandelstifte in einer beschichteten Pfanne ohne Fett goldbraun geröstet und über den Salat gestreut.

Bunter Salat mit Papaya
(für 4 Personen)

Zutaten:
400 g Maiskörner aus der Dose
2 feste, reife Avocados
2 reife Papayas
1 dünne Stange Lauch oder Porree
3 große Tomaten
1 Knoblauchzehe
je 1 grüne und rote Paprika
1 Zitrone
300 g Mozzarella, Ricotta, Schafskäse oder Cheddar
Salz, frisch gemahlener schwarzer Pfeffer
6 EL Mayonnaise
300 g Joghurt

Zubereitung:
Die Avocados und Papayas werden geschält, entkernt und in Stücke geschnitten. Geben Sie sie in eine Schüssel und träufeln Sie Zitronensaft darüber. Anschließend waschen Sie Tomaten, Paprika und Lauch, schneiden alles in Würfel und geben es ebenfalls in die Schüssel. Dann kommen Mais und Käse dazu.

Für das Dressing werden Joghurt und Mayonnaise verrührt und mit Salz und Pfeffer abgeschmeckt. Der Knoblauch wird geschält, fein gerieben und untergerührt. Geben Sie das Dressing über den Salat und mischen Sie alles ordentlich durch. Der Salat muß nicht ziehen, kann sofort mit Brot serviert werden.

Naturreissalat mit Papaya und Avocado
(für 4 Personen)

Zutaten:
150 g Naturreis
1 Avocado
1 Papaya
3 EL Apfelessig
1 TL Zitronensaft
6 EL Öl
$^{1}/_{2}$ TL Kurkuma
Salz, frisch gemahlener weißer Pfeffer

Zubereitung:
Waschen Sie den Reis in kaltem Wasser. Bringen Sie ihn anschließend mit etwa einem halben Liter Wasser, Salz und Kurkuma zum Kochen, und lassen Sie ihn auf kleiner Hitze 20 Minuten kochen. Anschließend nehmen Sie den Topf von der Kochstelle und lassen den Reis weitere zehn Minuten im geschlossenen Topf ausquellen. Schälen und entkernen Sie die Papaya und die Avocado, schneiden Sie sie in kleine Würfel und beträufeln Sie diese mit Zitronensaft. Vermengen Sie die Papaya- und Avocadowürfel mit dem Reis.
Für das Dressing verrühren Sie den Apfelessig mit Öl, Pfeffer und Salz. Mischen Sie alles gut durch und lassen Sie den Salat eine Stunde durchziehen.

Taco-Sauce
(für 4 Personen)

Zutaten:
1 grüne (unreife) Papaya
1 reife Papaya
10 rote Chilischoten
2 Zwiebeln
3 Knoblauchzehen
1 unbehandelte Limone
100 ml Limonensaft
300 ml Malzessig
1 TL Salz
5 EL mittelscharfer Senf
2 Tüten Taco-Chips

Zubereitung:
Die Papayas werden geschält, entkernt und grob gehackt. Pürieren Sie sie dann zu einem Mus und stellen Sie sie beiseite. Die Chilischoten werden ebenfalls entkernt. Zwiebeln und Knoblauch werden geschält und in grobe Stücke geschnitten. Geben Sie die Chilischoten, Zwiebeln und Knoblauch zusammen in eine Schüssel und reiben Sie zum Schluß die Schale der unbehandelten Limone hinzu. Pürieren Sie auch diese Zutaten zu einem Brei und geben Sie sie dann in einen Topf. Lassen Sie das Ganze etwa 20 Minuten vor sich hin köcheln, rühren Sie regelmäßig um und geben Sie Essig, Salz und Senf dazu. Lassen Sie den gekochten Brei abkühlen und mischen Sie ihn dann mit dem Papayamus zusammen. Essen Sie diese scharfe Sauce mit Taco-Chips als leckere Vorspeise oder als kleiner Snack.

Desserts

Exotischer Obstsalat
(für 4 Personen)

Zutaten:
1 Papaya
1 Mango
$^1/_2$ Ananas
2 Bananen
3 Kiwis
1 Zitrone
etwas Zucker

Zubereitung:
Schälen Sie die Papaya, Mango, Ananas, Bananen und Kiwis. Entkernen Sie Papaya und Mango und schneiden Sie alles in Würfel. Geben Sie alles in eine Schüssel, süßen Sie den Zitronensaft mit etwas Zucker und gießen Sie ihn darüber. Der Obstsalat sollte frisch zubereitet serviert werden.

Papaya-Creme
(für 4 Personen)

Zutaten:
2 reife Papayas
2 Grapefruits
200 g Vanilleeis
100 g steifgeschlagene Sahne

Zubereitung:
Die Papayas werden geschält, entkernt und das Fruchtfleisch zusammen mit dem Saft der beiden Grapefruits und dem Vanilleeis püriert. Anschließend wird die steifgeschlagene Sahne daruntergehoben und sofort serviert.

Papayahälften mit Kokos
(für 4 Personen)

Zutaten:
2 Papayas
$^1/_2$ l Milch
100 g Milchreis
150 g Kokosflocken
1 Päckchen Vanillinzucker

Zubereitung:
Die Milch wird zusammen mit dem Vanillinzucker und einer Prise Salz aufgekocht. Fügen Sie dann den Milchreis hinzu und lassen Sie ihn bei geringer Hitze etwa 15 Minuten kochen. Danach werden 100 Gramm Kokosflocken dazugegeben und zusammen mit dem Milchreis noch einige Minuten gekocht. Nehmen Sie dann den Topf vom Herd und lassen Sie den Kokos-Milchreis vollkommen auskühlen.
Die Papayas werden halbiert und die Kerne entfernt. Legen Sie je eine Papayahälfte auf einen Teller. In eine kleine Schüssel kommen die restlichen 50 Gramm Kokosflocken. Befeuchten Sie Ihre Hände ein wenig mit Wasser und formen Sie aus der Kokos-Milchreis-Masse kleine Kügelchen. Wälzen Sie die Kügelchen in der Kokosflocken-Schüssel und legen Sie die Kokos-Kügelchen in die Papayahälften. Verzieren Sie die Teller und die Papayahälften zum Schluß mit Kokosflocken und stellen Sie sie für eine Stunde in den Kühlschrank. Servieren Sie die Papayahälften kalt.

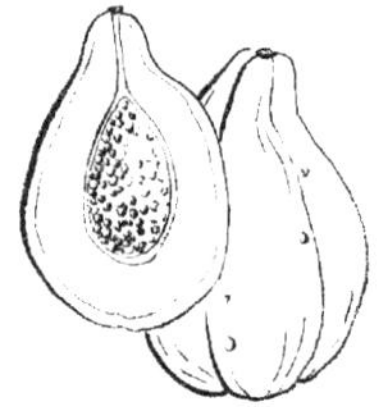

Schönheit durch Papaya

Papaya sorgt nicht nur für einen »Großputz« im Körperinneren sondern pflegt auch das Äußere: Die exotische Frucht kann aufgrund ihres Enzymreichtums hervorragend für die Haut verwendet werden. Müde und graue Haut, abgestorbene Hautzellen, unreine Haut, Flechten und Schuppen können mit Hilfe der Papaya beseitigt, kleine Fältchen gestrafft werden. Papaya ist ideal für eine Schönheitskur. Vor allem in Bädern und Masken entfaltet sie ihre wohltuende kosmetische Wirkung.

Einen besonderen Effekt können Sie erreichen, indem Sie regelmäßig einen Papaya-Tag einlegen. Machen Sie einen enzymreichen Obsttag, an dem sie nur Papaya und Ananas essen. Pflegen Sie an diesem Tag auch Ihre Haut mit Papaya, baden Sie in Papaya, legen Sie eine Papaya-Maske auf, und reiben Sie Ihren Körper mit Papaya-Öl ein. Sie entschlacken Ihren Körper von innen und verwöhnen Ihre Haut von außen, machen sie zart und geschmeidig.

Die Enzyme der Papaya haben den gleichen Effekt, den Kosmetikproduzenten mit Fruchtsäuren in ihren Produkten erreichen: Abgestorbene Hautzellen – und davon fallen täglich Tausende an – werden entfernt. Zurück bleibt die frische, gesunde Haut. Und die bekommt von der Papaya noch einen zusätzlichen Anstoß, neue Hautzellen zu bilden. Papaya-Fans behaupten, auf diese Weise die Hautalterung verzögern zu können. Fest steht,

daß die Hautalterung zwei Quellen hat: Zum einen eine Art »Verlederung« der Haut, weil abgestorbene Hautzellen nicht mehr entsorgt werden. Zum anderen schwindende Fettpölsterchen unter der Haut, die die obere Hautschicht stützen. Trocknen sie aus, bleiben Fältchen und später Falten zurück. Gegen letzteres nutzt allerdings auch die Papaya nichts.
Probieren Sie die Papaya auf der eigenen Haut aus, und sehen Sie, was die wertvolle Frucht für Sie tun kann. Eine Grundreinigung auf ganz natürliche Art bieten vor allem die Masken. Hier einige Kosmetik-Rezepte zum Selbermachen:

Bäder

Erfrischungsbad mit Papaya

Das benötigen Sie:
- 5 ml Papaya-Öl
- eine Handvoll Rosmarin
- 5 Tropfen Orangenöl-Essenz
- 3 Zitronen

So wird´s gemacht:
Lassen Sie warmes Wasser in die Wanne einlaufen. Währenddessen pressen Sie die Zitronen aus und übergießen den Zitronensaft mit kochendem Wasser (etwa ein Liter). Bevor Sie ins Bad steigen, schütten Sie die Zutaten und den noch heißen Zitronenaufguß hinzu und rühren das Badewasser gut um – fertig. Ein Bad sollte nicht wärmer als 38 Grad Celsius genommen werden und nicht länger als 15 bis 20 Minuten dauern. Hinterher nicht abrubbeln, sondern die Haut an der Luft trocknen lassen oder bestenfalls zart abtupfen.

Entspannungsbad mit Papaya und Melisse

Das benötigen Sie:
- 10 g Papaya-Blätter
- eine Handvoll Melisse-Blätter
- eine Handvoll Kamille-Blüten
- 5 Tropfen Lavendel-Öl

So wird´s gemacht:
Füllen Sie die Melisse-Blätter und die Kamille-Blätter getrennt voneinander in zwei kleine Leinensäckchen und binden diese gut zu. Legen Sie die Beutel in die noch trockene Badewanne. Erst dann lassen Sie Ihr Badewasser einlaufen. Bereiten Sie unterdessen den Papaya-Tee, indem Sie die getrockneten Papaya-Blätter mit einem halben Liter kochendem Wasser übergießen und zehn Minuten ziehen lassen. Unmittelbar bevor Sie ins Wasser steigen, werden die Säckchen gut ausgedrückt und entfernt. Geben Sie außerdem den Papaya-Tee und das Lavendel-Öl in das warme Bad. Das Bad sollte nicht wärmer als 38 Grad Celsius genommen werden und nicht länger als 15 bis 20 Minuten dauern. Hinterher nicht abrubbeln, sondern die Haut an der Luft trocknen lassen oder bestenfalls zart abtupfen.

Masken

Papaya-Fruchtfleisch-Maske

Das Papayaenzym Papain sorgt dafür, daß abgestorbene Hautschichten aufgeweicht und aufgelöst werden. Die darunterliegende gesunde Haut wird vom Papain nicht angegriffen. Eine Papayamaske reinigt, belebt und verjüngt die Haut.

Das benötigen Sie:
- 2 EL reifes Papayafruchtfleisch

So wird's gemacht:
Zerstoßen Sie das Papayafruchtfleisch zu einem feinen Brei und verteilen Sie diesen auf dem zuvor gründlich gereinigten Gesicht. Die Einwirkzeit beträgt 10 bis 15 Minuten, anschließend wird die Maske mit warmem Wasser abgewaschen.
Extra-Tip für Selbst-Entsafter: Verbinden Sie Ihre Saftproduktion mit dieser Maske, indem Sie zuerst die Papaya auspressen und die Überreste aus dem Tresterbehälter fürs Gesicht verwenden. Auch die Schale der morgendlichen Papaya mit ihren Fruchtfleischresten kurz über das Gesicht zu streichen, ist für die Haut ein wahrer Jungbrunnen. Sie wird dadurch sehr sauber und frisch.

Papaya-Avocado-Maske

Das benötigen Sie:
- 1/2 Papaya
- 1/2 Avocado
- 1 EL Honig
- 1 Eigelb
- 20 Tropfen Papaya-Öl

So wird's gemacht:
Die Papaya und Avocado werden geschält, entkernt und das Fruchtfleisch in grobe Stücke geschnitten, anschließend zu einem feinen Brei püriert. Fügen Sie dann den Honig, das Eigelb und das Papaya-Öl hinzu und verrühren Sie alle Zutaten kräftig. Tragen Sie die Maske auf die gereinigte Haut auf und lassen Sie sie 20 Minuten einwirken. Waschen Sie die Maske mit warmem Wasser ab.

Olivenöl-Papaya-Maske

Reinigend und zugleich sehr pflegend für trockene und strapazierte Haut wirkt dieses Rezept, für das nur Olivenöl erster Pressung (achten Sie auf die Bezeichnung »natives Olivenöl extra«) verwendet werden sollte.

Das benötigen Sie:

- 1/2 Papaya
- 1 EL Honig
- 1 Eigelb
- 3 EL kaltgepreßtes Olivenöl

So wird's gemacht:
Die Papaya wird geschält, entkernt und das Fruchtfleisch in grobe Stücke geschnitten, anschließend zu einem feinen Brei püriert. Fügen Sie dann den Honig, das Eigelb und das Olivenöl langsam hinzu und verrühren Sie alle Zutaten kräftig. Tragen Sie die Maske auf die gereinigte Haut auf und lassen Sie sie 20 Minuten einwirken. Waschen Sie die Maske mit warmem Wasser ab.

Reinigungsmaske mit Tiefenwirkung

Unsere Rezepte können immer auch ein wenig verändert werden. Wer z. B. unter sehr trockener Haut leidet, kann den Ölgehalt des folgenden Rezeptes erhöhen, wer eher zu Pickeln und fettiger Haut neigt, kann das Öl ganz weglassen. Olivenöl ist hier nur ein Beispiel. Ebenso gut läßt sich Weizenkeim-, Mandel-, Nachtkerzen- oder auch preiswertes Babyöl verwenden. Bierhefe ist überaus gesund für das Gesicht, reinigt, sorgt für bessere Durchblutung und damit für einen frischeren Teint. Mit dem Saft einer möglichst grünen Papaya gemischt, wird die Maske zur effektiven Tiefenreinigung. Sie werden es Ihrem Gesicht schon beim ersten Mal ansehen!

Das benötigen Sie:

- 1 TL Papayasaft
- 1 TL Karottensaft
- 1 TL Zitronensaft
- $^1/_2$ EL Vollmilchjoghurt
- 1 EL Bierhefe aus der Apotheke

So wird's gemacht:
Alle Zutaten vermischen und kräftig verrühren. Tragen Sie die Paste dann als Maske auf die gereinigte Haut auf und lassen Sie sie 15 Minuten einwirken. Waschen Sie die Maske mit warmem Wasser ab.

Papaya-Lecithin-Maske

Lecithin ist reich an Nährstoffen, die Papaya wirkt reinigend und baut alte Hautschuppen ab. Eine ideale Kombination für trockene Haut.

Das benötigen Sie:

- 1 EL pulverisiertes Lecithin
- 2 TL grüner Papayasaft
- 1 TL Weizenkeimöl

So wird's gemacht:
Alle Zutaten vermischen und kräftig verrühren. Tragen Sie diese recht dünnflüssige Mischung am besten mit Hilfe eines Pinsels als Maske auf die gereinigte Haut auf und lassen Sie sie 15 Minuten einwirken. Waschen Sie die Maske mit warmem Wasser ab. Die Haut sieht wunderbar genährt und verwöhnt aus.

Körperöle

Um sich Papaya-Öl selbst zu machen, werden möglichst unreife Papayas in kleine Stücke geschnitten, mitsamt der Kerne und der Haut in ein Einmachglas gegeben (zu zwei Dritteln füllen). Dann wird die Frucht mit einem hochwertigen Öl (das kann Oliven-, Distel-, Mandel-, Nachtkerzenöl sein) übergossen, bis alles bedeckt ist. Diese Lösung bleibt etwa vier Wochen lang stehen (gerne warm, aber nicht direkter Sonne ausgesetzt) und wird dann abgefiltert.

Anti-Cellulite-Öl

Dieses Öl wirkt speziell gegen Orangenhaut, es strafft das Bindegewebe und regt Stoffwechsel und Entschlackung an.

Das benötigen Sie:
- 20 Tropfen Ringelblumenöl
- 10 Tropfen Zypressenöl
- 10 Tropfen Papaya-Öl
- 60 ml Jojobaöl
- 20 ml Aloe-vera-Öl
- 20 ml Mohnblütenöl

So wird's gemacht:
Geben Sie die verschiedenen Öle zusammen in eine kleine Glasflasche. Verschließen Sie diese und schütteln Sie sie kräftig. Massieren Sie das Öl regelmäßig nach dem Baden oder Duschen in Ihre Haut ein.

Papaya-Öl für trockene Haut

Das benötigen Sie:

- 30 ml Papaya-Öl
- 20 ml Ringelblumen-Öl
- 10 ml Papaya-Tinktur
- 10 ml Mandelöl
- 5 ml Hagebuttenöl

So wird's gemacht:

Geben Sie die verschiedenen Öle zusammen in eine kleine Glasflasche. Verschließen Sie diese und schütteln Sie sie kräftig. Tragen Sie das Öl am besten zweimal täglich – auf jeden Fall immer nach dem Baden oder Duschen – auf Ihre Haut auf.

Cremes

Papaya-Reinigungscreme

Grundsätzlich muß die Gesichtshaut (am besten morgens und abends) täglich gereinigt werden. Abends müssen die Make-up-Reste entfernt werden. Das sollte man niemals, auch nicht an längeren, anstrengenden Abenden ausfallen lassen. Wie der gestreßte Mensch braucht die Haut die Nacht, um sich »möglichst unverkleistert« zu regenerieren. Morgens ist die Grundreinigung wiederum sinnvoll, weil alte Hautschüppchen und der normale Nachtschweiß entfernt werden sollten, bevor die Tagespflege und das Make-up aufgelegt werden. Da Make-up grundsätzlich wachshaltig ist, nutzt das einfache Waschen mit Wasser und Seife wenig. Die Poren werden nicht wirklich vom Schmutz befreit. Die bessere Lösung sind Cremes und Lotionen wie diese:

Das benötigen Sie:

- $^{1}/_{2}$ TL Bienenwachs
- 1 EL emulgierendes Wachs
- 4 EL Babyöl
- 2 EL Mandelöl
- 1 EL Wasser
- $^{1}/_{2}$ TL Borax
- 1 EL grüner Papayasaft
- 1 EL Hamamelis

So wird's gemacht:
Stellen Sie einen Topf mit Wasser auf, das Sie kurz aufkochen lassen. Dann setzen Sie ein kleineres Töpfchen gefüllt mit dem Wasser und dem Borax auf, erhitzen und rühren solange, bis das Borax restlos aufgelöst ist. Das ist wichtig, weil die Creme sonst klumpig wird. In diese Flüssigkeit geben Sie schließlich auch Hamamelis und Papayasaft, beides sollte Sie aber nur kurz erhitzen. Dann werden in einem anderen Töpfchen im heißen Wasserbad die Wachse und Öle miteinander verschmolzen. Zu dieser Mischung wird ganz langsam unter kräftigem Rühren die Flüssigkeit aus dem ersten Töpfchen gegeben. Während sie beim Rühren erkaltet, wird die Creme gelblich-weiß. Diese Reinigungscreme sollte zweimal täglich aufgetragen werden. Mit aufwärtsstreichenden Bewegungen verreiben und dann etwa eine halbe Minute einwirken lassen. Das Gesicht mit einem Kosmetiktuch oder einem feuchten Wattepad nachreinigen.

Papaya-Kokosölcreme

Das benötigen Sie:
- 3 TL Bienenwachs
- 6 TL Babyöl
- 4 TL Kokosöl
- 4 EL Papayasaft
- eine Prise Borax
- 1 TL Glyzerin

So wird's gemacht:
Stellen Sie einen Topf mit Wasser auf, das Sie kurz aufkochen lassen. Dann setzen Sie ein kleineres Töpfchen – gefüllt mit den Ölen und dem Wachs – ins Wasserbad und rühren, bis sich alles gut vermischt hat. Papayasaft, Glyzerin und Borax werden gemeinsam in einem zweiten Gefäß erhitzt und verrührt. Diese wäßrige Lösung wird nun tropfenweise der Öllösung zugegeben. Immer weiterrühren (dabei den Topf aus dem Wasserbad her-

ausnehmen), bis die Masse cremig und kühl ist. Diese Reinigungscreme sollte zweimal täglich aufgetragen werden. Mit aufwärtsstreichenden Bewegungen verreiben und eine halbe Minute einwirken lassen. Das Gesicht mit einem Kosmetiktuch oder einem feuchten Wattepad nachreinigen.

Gesichtswasser

Den Abschluß der Reinigung sollte ein Gesichtswasser bilden. Es klärt den Teint und bereitet die abschließende Pflege (Tages- oder Nachtcreme) vor. Aufgetragen wird es mit einem Wattepad.

Papaya-Gesichtswasser

Das benötigen Sie:

- 2 Papayas
- ca. 100 ml Hamameliswasser

So wird's gemacht:

Die Papayas werden frisch gepreßt und dann fünf Minuten lang gekocht. Wenn die Flüssigkeit wieder kühl ist, werden immer zwei Eßlöffel Papayasaft mit einem Eßlöffel Hamameliswasser in eine Flasche gegeben. Dieses Gesichtswasser ist etwas länger haltbar als purer Papayasaft (oder die Schale einer Papaya mit Fruchtfleischresten), die man nur am gleichen Tag verwenden kann. Der Teint wird frisch, alte Hautschüppchen werden abgetragen. Das Gesichtswasser sollte sicherheitshalber im Kühlschrank aufbewahrt werden.

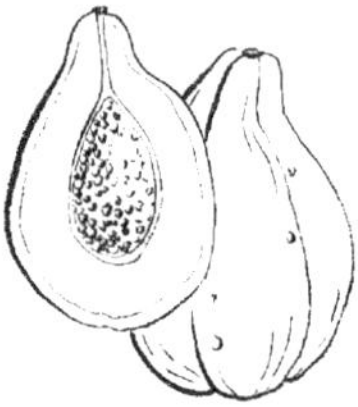

Hersteller und Darreichungsformen

Mucos Pharma
Malvenweg 2
82538 Geretsried
– **Wobenzym®N, Dragees**–

Supplementa Holland
Papierbaan 50a
09670 BH Winschoten
– **Papaya Enzyme** –

Pharmos GmbH
Hechenrainer Str. 14
82449 Uffing
– **Papayakraut Veravita**–

Haunes Pharma
Hohenbrunner Str. 25
81825 München
– **Papaya Zellstoffkapseln** –

Merosan Diätvertrieb
Darmstädter Str. 59
64407 Fränkisch-Crumbach
– **Papaya Kautabletten** –

Wiedemann Pharma
Pilotweg 14
82541 Münsing-Ambach
– **Enzym Wied** –

Jura Gollwitzer
Nestgasse 2
78464 Konstanz
– **Enzymapain,**
Chola Mapain –

Repha
Alt-Godshorn 87
30855 Langenhagen
– **Unexzym MD** –

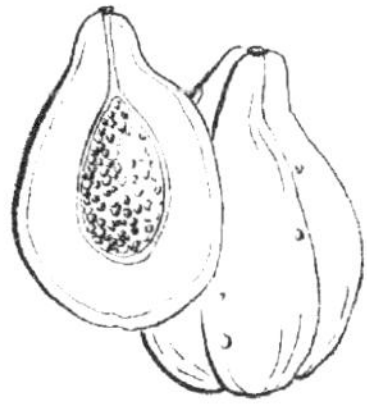

Register

R

S